MANEJO DE LA VÍA AÉREA EN SITUACIONES DE EMERGENCIA (PACIENTES ADULTOS) TERCERA EDICIÓN 2024

Autor: Dr. Diego Grajales López
Médico especialista en Medicina de Emergencias y Desastres

® **2024 Diego Grajales López, Todos los derechos reservados.**
Cualquier reproducción parcial o total de los contenidos del presente manual sin autorización expresa de su autor será sancionada por las leyes nacionales e internacionales en materia de copyright.

DIEGO GRAJALES LÓPEZ

TABLA DE CONTENIDOS.

- ASPECTOS PRELIMINARES
  GENERALIDADES
   CARACTERÍSTICAS DE LOS PROGRAMAS DE FORMACIÓN EN EL MANEJO DE LA VÍA AÉREA.

- <u>ASPECTOS ANATÓMICOS RELEVANTES PARA EL MANEJO DE LA VÍA AÉREA.</u>

- <u>ASPECTOS FISIOLÓGICOS RELEVANTES PARA EL MANEJO DE LA VÍA AÉREA.</u>

- <u>MANEJO INICIAL DE LA VÍA AÉREA.</u>

- <u>OXIGENOTERAPIA.</u>
  MÉTODOS PARA LA ADMINISTRACIÓN DE OXÍGENO SUPLEMENTARIO.
  PROCEDIMIENTO PARA LA ADMINISTRACIÓN DE OXÍGENO.

- MANEJO SISTEMÁTICO DE LA VÍA AÉREA Y LA VENTILACIÓN.
  APERTURA MANUAL DE LA VÍA AÉREA.
  <u>EVALUACIÓN DE LA VENTILACIÓN Y PERMEABILIDAD DE LA VÍA AÉREA.</u>

- LIMPIEZA Y PERMEABILIZACIÓN DE LA VÍA AÉREA.
  PERMEABILIZACIÓN DE LA VÍA AÉREA POR MÉTODOS INSTRUMENTALES.

- <u>VENTILACIONES DE RESCATE.</u>

- OBSTRUCCIÓN DE LA VÍA AÉREA.
  MANEJO DE LA VÍA AÉREA OBSTRUIDA.

- ESTRATEGIAS ORGANIZACIONALES Y TRABAJO EN EQUIPO PARA EL MANEJO APROPIADO DE LA VÍA AÉREA.

- <u>BIBLIOGRAFÍA</u>

DIEGO GRAJALES LÓPEZ

ASPECTOS PRELIMINARES.

GENERALIDADES

El adecuado control y manejo de la vía aérea en situaciones de emergencia representa uno de los puntos de mayor tensión para los profesionales de la salud dentro de los procesos de abordaje inicial de muchas patologías que comprometen la integridad vital de los pacientes. El aseguramiento apropiado de la vía aérea por parte de los profesionales de la salud requiere de la adquisición de habilidades y destrezas que les permitan interpretar oportunamente las dificultades a las cuales se pueden ver expuestos, así como del entrenamiento en el uso de las diferentes herramientas para sortear tales dificultades.

Uno de los aspectos que más compromete el manejo apropiado de la vía aérea en situaciones de emergencia, es la percepción errónea de la alta complejidad que se requiere para controlarla. Si bien, el manejo de la vía aérea avanzada en contextos difíciles no deja de requerir de grandes recursos teórico prácticos por parte del personal asistencial; muchas de las dificultades están relacionadas con la pérdida del control de la situación por parte de los equipos de trabajo y de la toma equivocada de decisiones en torno a las diferentes estrategias que se pudiesen utilizar para el control de la situación.

Existen muchos matices que pudiesen definir el manejo "adecuado" de la vía aérea en situaciones de emergencia y es en este orden de ideas que el presente manual pretende otorgar a los participantes una visión más amplia y objetiva de las posibilidades de enfoque en relación a las estrategias para el control de la vía aérea en los diferentes contextos clínicos.

CARACTERÍSTICAS DE LOS PROGRAMAS DE FORMACIÓN EN EL MANEJO DE LA VÍA AÉREA.

El manejo de la vía aérea es uno de los aspectos más preocupantes para los profesionales de la salud debido a la falsa creencia de que sólo la intubación endotraqueal puede resolver el problema. Si bien esta técnica se ha sabido posicionar como el estándar de oro en muchos contextos clínicos, la innovación en la materia ha permitido que con el correr del tiempo surjan otras alternativas mucho más sencillas para contemporizar el problema por parte de los profesionales menos experimentados.

Cuando se le otorga al personal asistencial otras alternativas menos complejas para el manejo de la vía aérea en torno a diferentes situaciones críticas, se logra mejorar las tasas de intervención puesto que se libera el estrés asociado a las posibilidades de fallo y complicaciones en el paciente. De esta manera se incrementan las posibilidades de que algún miembro del equipo de trabajo se anime a iniciar el control de la vía aérea en espera de otros recursos humanos con más experiencia en la materia.

El presente manual pretende otorgar al participante, además de los conocimientos teóricos pertinentes; una visión más amplia de los conceptos relacionados con el adecuado manejo de la vía aérea en situaciones de emergencia. Se resumirán en el, algunas estrategias validadas para la intervención sistemática del problema y el control apropiado de las situaciones críticas a la par de las indicaciones objetivas para cada dispositivo.

Los avances más significativos en el manejo apropiado de la vía aérea en situaciones de emergencia durante los últimos años se han enfocado en el establecimiento de estrategias de organización de los recursos disponibles, así como en la previsión de las diferentes dificultades relacionadas con las variaciones anatómicas y fisiológicas del paciente en cada contexto clínico.

Si bien, las nuevas herramientas tecnológicas y el desarrollo de nuevos dispositivos para el aseguramiento de una vía aérea eficaz cumplen un papel relevante en la tasa de éxito de cada caso; tan o mas relevante es el establecimiento de una adecuada técnica de organización de recursos y administración de las herramientas disponibles. Una previsión oportuna de una vía aérea difícil puede marcar la diferencia aún en los contextos más austeros.

Con la adecuada interpretación de los contenidos del presente manual, el lector tendrá una visión más amplia y holística sobre las diferentes estrategias y recursos que pudiesen ser necesarios en el manejo apropiado de la vía aérea en situaciones de emergencia, contribuyendo a una mejor organización de sus equipos de trabajo y a un mejor control de las situaciones que se le pudiesen presentar en este contexto.

ASPECTOS ANATÓMICOS RELEVANTES PARA EL MANEJO DE LA VÍA AÉREA.

Para garantizar una vía aérea segura y efectiva, es fundamental comprender los aspectos anatómicos relacionados con las diferentes estructuras de la cabeza y el cuello. A continuación, se resumen algunos de estos aspectos clave para el manejo de la vía aérea en situaciones de emergencia:

CAVIDAD ORAL Y FARINGE: La cavidad oral y la faringe son las estructuras iniciales de la vía aérea (Figura 1). La boca y la lengua deben evaluarse para identificar posibles obstrucciones, tales como cuerpos extraños o inflamación de las estructuras internas. La faringe es el sitio común de obstrucción durante una situación de emergencia y debe mantenerse despejada para permitir un flujo de aire adecuado.

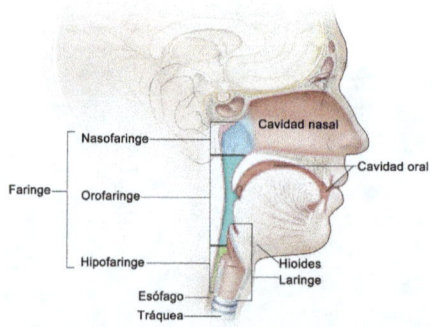

Figura 1. Anatomía de la cavidad oral y faringe.

LARINGE: La laringe alberga las cuerdas vocales y se encuentra en la parte superior de la tráquea (Figura 2). Es un punto crítico en el manejo de la vía aérea, ya que las variaciones en su estructura y función pueden afectar tanto a la ventilación asistida como a la intubación endotraqueal. La identificación y manipulación adecuadas de las estructuras de la laringe son esenciales para mantener la permeabilidad de la vía aérea.

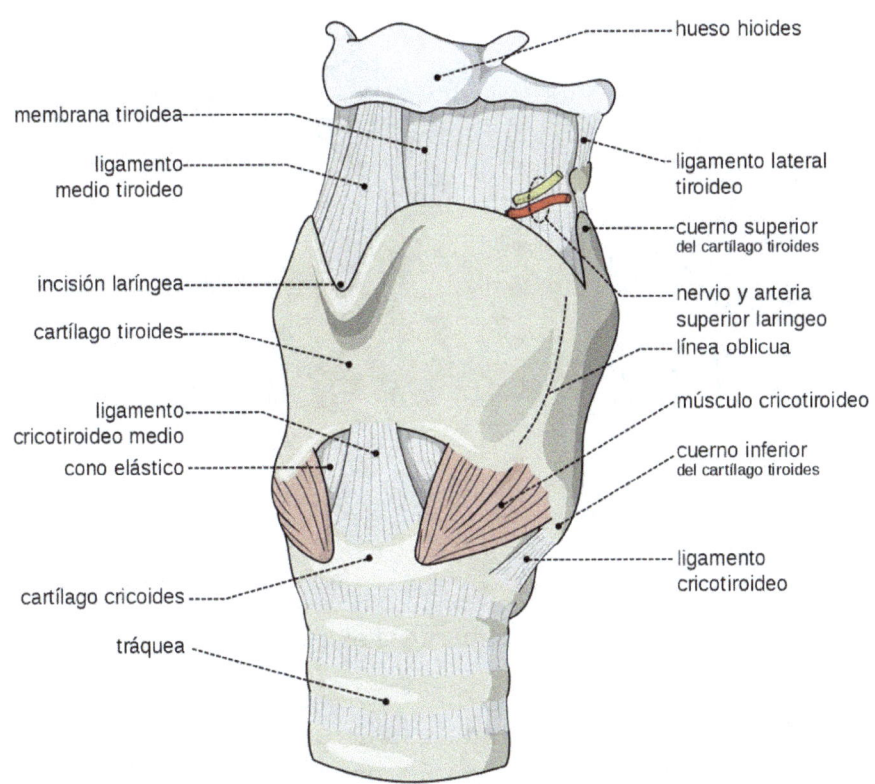

Figura 2. Anatomía de la laringe.

EPIGLOTIS: La epiglotis es una estructura cartilaginosa ubicada en la entrada de la laringe (Figura 3). Durante la deglución, la epiglotis se cierra para evitar que los alimentos o líquidos ingresen a las vías respiratorias. En situaciones de emergencia, es crucial tener en cuenta la posición de la epiglotis al insertar dispositivos de manejo de la vía aérea, como tubos endotraqueales.

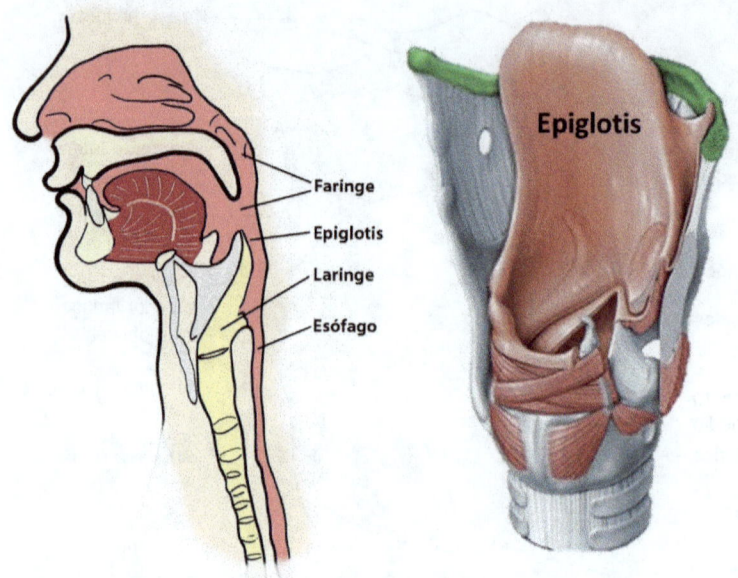

Figura 3. Anatomía de la epiglotis.

GLOTIS: La glotis es una estructura ubicada en la parte superior de la tráquea, que está formada por las cuerdas vocales (Figura 4). Su función principal es regular el flujo de aire hacia los pulmones durante la respiración y producir sonidos durante el habla y el canto. También ayuda a proteger las vías respiratorias durante la deglución.

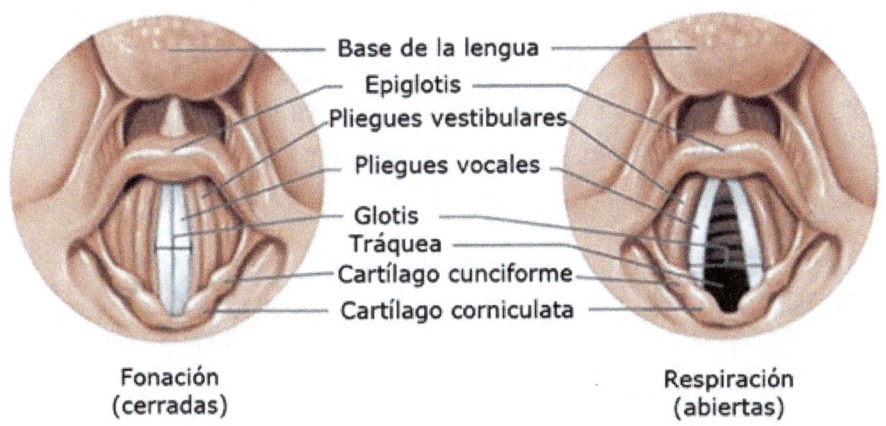

Figura 4. Anatomía de la glotis.

La glotis desempeña un papel crucial en el mantenimiento de la permeabilidad y la apertura de la vía aérea.

Durante la respiración, las cuerdas vocales se abren, permitiendo el flujo de aire hacia los pulmones. Sin embargo, en situaciones en las que se requiere un manejo de la vía aérea invasiva (como en la intubación endotraqueal), la glotis puede ser manipulada de manera controlada para facilitar el acceso a las vías respiratorias inferiores.

Durante la intubación endotraqueal, se utiliza un laringoscopio para visualizar la glotis y colocar un tubo endotraqueal en la tráquea. Esto asegura una vía aérea permeable y protegida, permitiendo el suministro de oxígeno y la adecuada ventilación asistida en situaciones de emergencia.

Además, en situaciones de obstrucción de la vía aérea, como en casos de cuerpos extraños o edema de las vías respiratorias, se pueden emplear técnicas específicas para abrir la glotis y permitir el paso del aire. Estas técnicas pueden incluir la maniobra de tracción mandibular o el uso de dispositivos de apertura de la vía aérea, uso de cánulas orofaríngeas, etc.

TRÁQUEA Y BRONQUIOS: La tráquea es un tubo cartilaginoso que se bifurca en los bronquios principales, los cuales se ramifican hacia los pulmones (Figura 5).

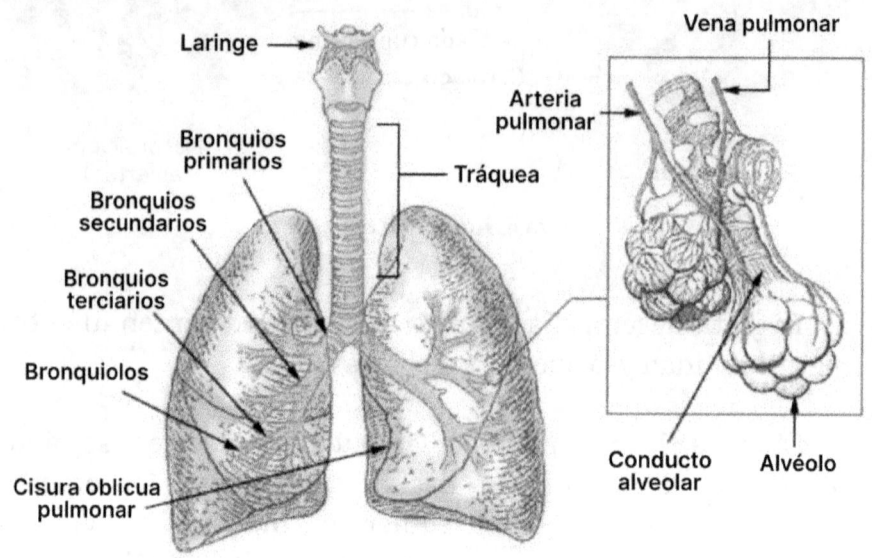

Figura 5. Anatomía de la Tráquea y los Bronquios.

Al insertar un tubo endotraqueal, se debe tener cuidado de dirigirlo hacia la tráquea para garantizar una vía aérea adecuada. El conocimiento de la anatomía y la ubicación de los bronquios también es fundamental en situaciones de intubación selectiva o en la inserción de dispositivos de ventilación.

CUELLO Y COLUMNA CERVICAL: La columna cervical y las estructuras óseas del cuello son importantes consideraciones anatómicas para el manejo de la vía aérea (Figura 6). La inmovilización cervical adecuada puede ser necesaria en pacientes traumatizados para prevenir lesiones adicionales en la columna vertebral durante el manejo de la vía aérea.

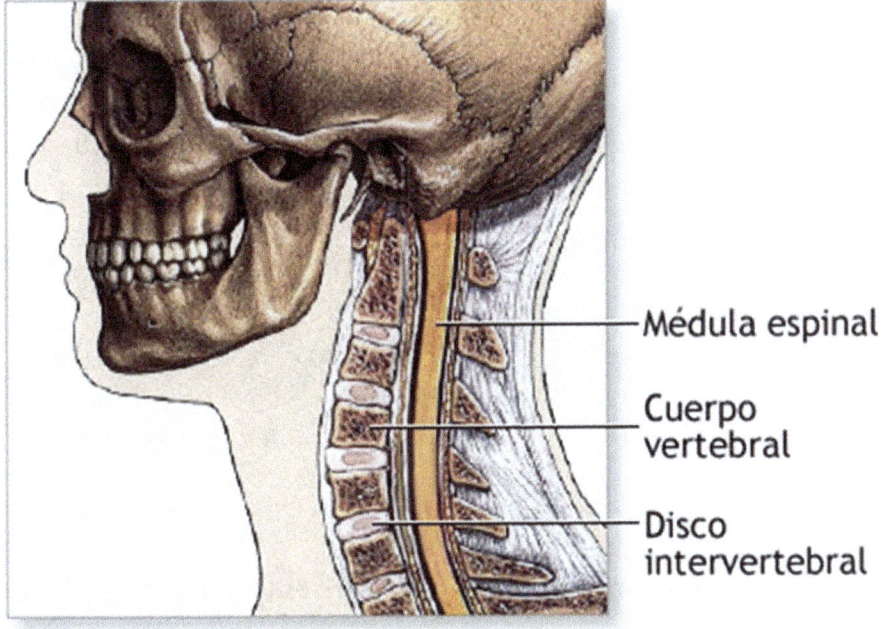

Figura 6. Anatomía del cuello y la columna cervical

VASOS SANGUÍNEOS Y NERVIOS: La anatomía de los vasos sanguíneos y los nervios del cuello es esencial para evitar complicaciones durante los procedimientos invasivos de la vía aérea, como la punción cricotiroidea o la traqueotomía de emergencia (Figura 7). El conocimiento de la ubicación de las arterias carótidas, la vena yugular interna, así como de los nervios laríngeos recurrentes es crucial para evitar lesiones inadvertidas.

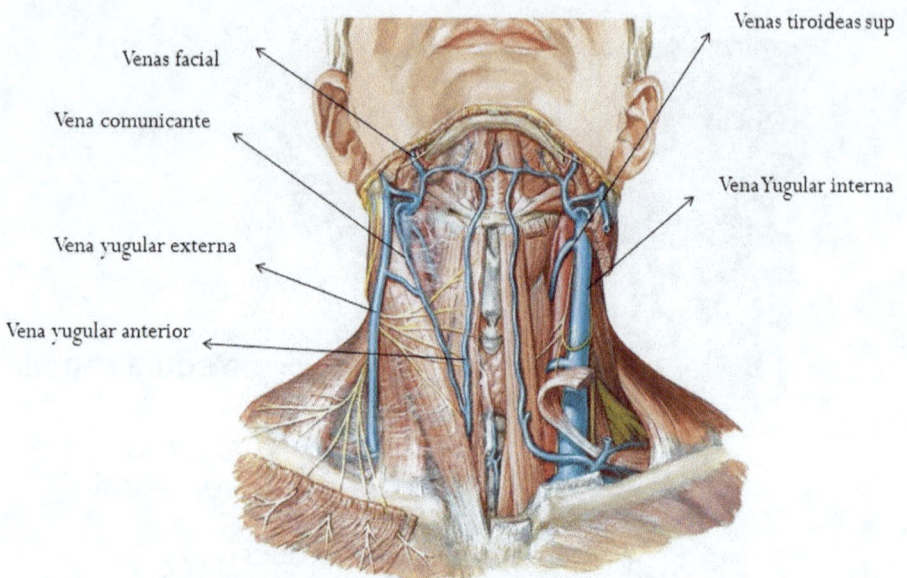

Figura 7. Anatomía de los vasos sanguíneos y nervios del cuello

ASPECTOS FISIOLÓGICOS RELEVANTES PARA EL MANEJO DE LA VÍA AÉREA.

Más allá de los conocimientos anatómicos y funcionales en relación al sistema respiratorio, resulta de gran importancia el entendimiento de los diferentes procesos que se deben llevar a cabo para garantizar una ventilación efectiva en el paciente.

Desde el punto de vista fisiológico, el proceso de la respiración se puede dividir en cuatro períodos principales:

1.- Ventilación pulmonar: entrada y salida de aire de los pulmones.
2.- Difusión: paso del oxígeno y el dióxido de carbono (CO_2) desde el pulmón a los capilares pulmonares.
3.- Transporte: del oxígeno a las diferentes células.
4.- Regulación: de todo el proceso, fundamentalmente por el sistema nervioso autónomo.

Estos cuatro períodos se complementan unísonamente para garantizar la integridad total de la función respiratoria. De esta manera tenemos que, para una ventilación pulmonar apropiada; la vía aérea debe estar adecuadamente permeable, debe existir un funcionamiento correcto de los pulmones, así como de la pared torácica y debe mantenerse una adecuada regulación de todo el proceso por parte del centro nervioso de la respiración (Figura 8).

La integridad de este proceso respiratorio garantiza la adecuada oxigenación tisular y el desarrollo apropiado de los fenómenos de respiración celular.

El entorpecimiento de cualquiera de estos componentes generará problemas que a muy corto plazo comprometerán la integridad de los procesos energéticos celulares por vía aeróbica con la subsiguiente activación de las vías anaeróbicas alternas y la generación de sus productos de desecho altamente tóxicos para el organismo.

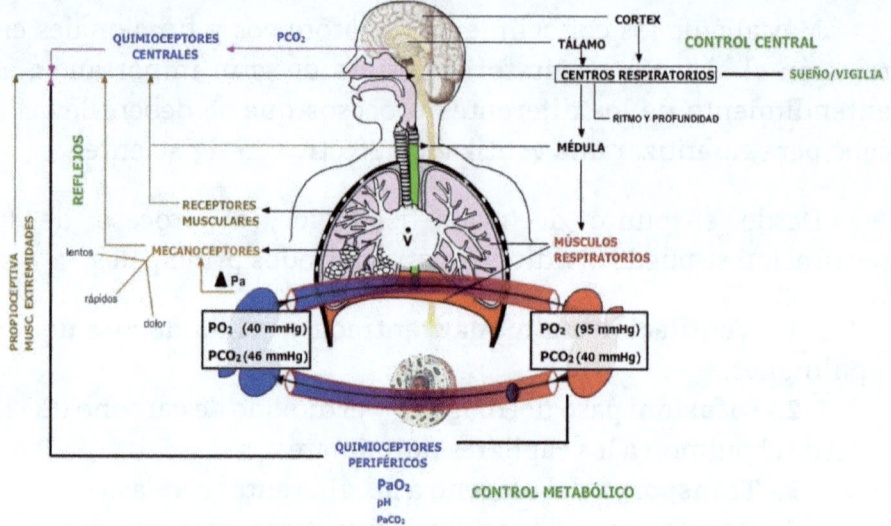

Figura 8. Mecanismos reguladores de la función respiratoria

MANEJO INICIAL DE LA VÍA AÉREA.

Los problemas derivados de un manejo inadecuado de la vía aérea siguen generando gran preocupación en los profesionales de la salud, sobre todo en entornos relacionados con situaciones críticas o de emergencia.

Aún en condiciones ideales, las variaciones anatómicas y la falta de pericia pueden comprometer el desempeño de los profesionales de la salud en torno a una vía aérea difícil. El estrés asociado a los contextos críticos y la angustia de los propios pacientes o sus acompañantes hace mucho más hostil el entorno relacionado con el aseguramiento de una vía aérea en situaciones de emergencia.

Otro de los problemas asociados al manejo de la vía aérea en una situación crítica, es la falta de predictibilidad de su complejidad. La posibilidad de una vía aérea difícil es una situación clínica que siempre debe estar latente en los servicios de emergencia y ante la cual, tanto el sistema como los profesionales encargados; deben estar preparados adecuadamente.

La vía aérea difícil es una complicación típica, cuantificable y predecible. A pesar de que esta situación no ocurre con frecuencia, se asume que el equipo debe estar preparado para afrontarla y solucionarla favorablemente. La ausencia de conocimiento y de un entrenamiento correcto en el manejo de la vía aérea son factores que contribuyen a la aparición de complicaciones hasta en el 50% de los casos.

Desde una perspectiva general, las posibilidades de abordaje de una vía aérea se pueden dividir en cuatro grupos:

- **Abordaje facial:** incluyen las diferentes técnicas de oxigenoterapia (desde una cánula nasal común hasta un sistema de alto flujo), la ventilación manual con mascarilla facial (con adyuvantes) y las diferentes formas de soporte ventilatorio utilizando una máscara facial (como en la ventilación mecánica no invasiva) (Figura 9).

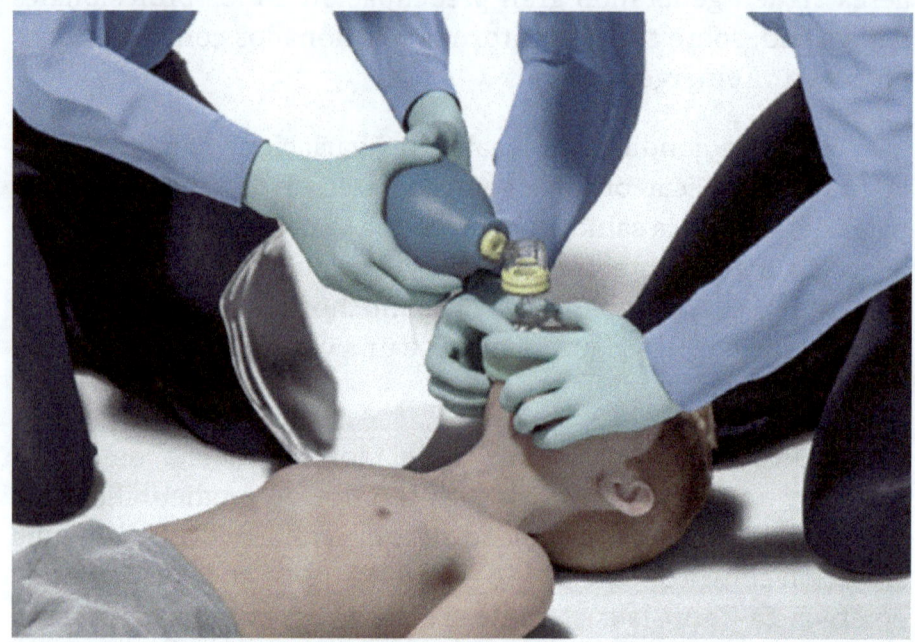

Figura 9. Abordaje facial de la vía aérea

-**Abordaje supraglótico (o extraglótico):** utiliza dispositivos que gracias al sellado de la hipofaringe permiten la ventilación positiva a través de ellos. Algunos de estos dispositivos supraglóticos tienen sistemas diseñados para la prevención de la aspiración gástrica (como un canal de aspiración gástrico o diversos mecanismos de drenaje) (Figura 10).

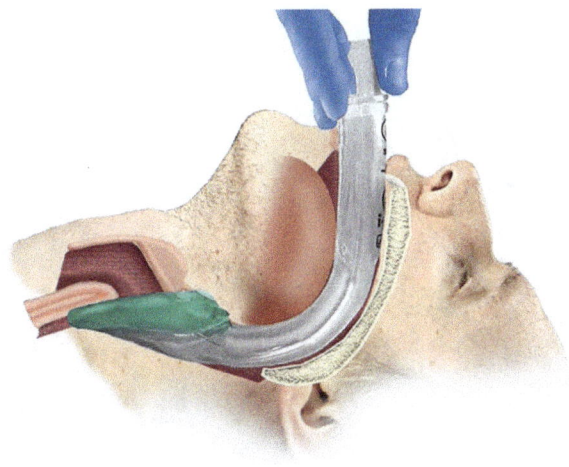

Figura 10. Abordaje supraglótico de la vía aérea

-Abordaje transglótico: consiste en introducir un dispositivo dentro de la tráquea a través de la abertura glótica. El mejor ejemplo de este abordaje es la intubación endotraqueal, la cual sigue siendo el estándar de oro para el manejo de la vía aérea en aquellos pacientes que necesiten protección absoluta y precoz de la misma. (Figura 11).

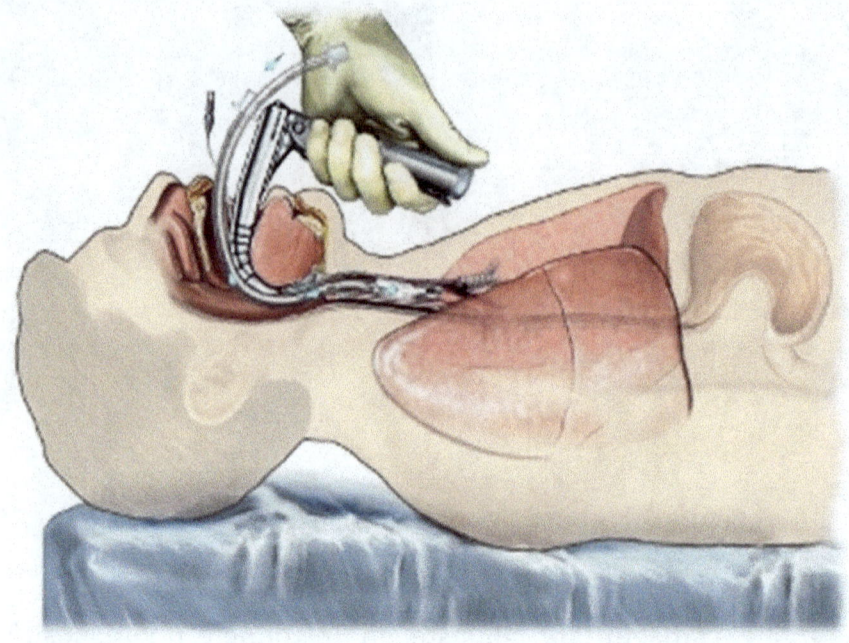

Figura 11. Abordaje transglótico de la vía aérea

-Abordaje infraglótico: (FONA: Front Of Neck Acces): consiste en realizar un acceso a la vía aérea por vía transcervical-transcutánea.

Debido a las consideraciones anatómicas descritas previamente, el lugar de elección para la realización de esta técnica es la membrana cricotiroidea (cricotiroidotomía) dada su simplicidad anatómica y poca vascularización. (Figura 12).

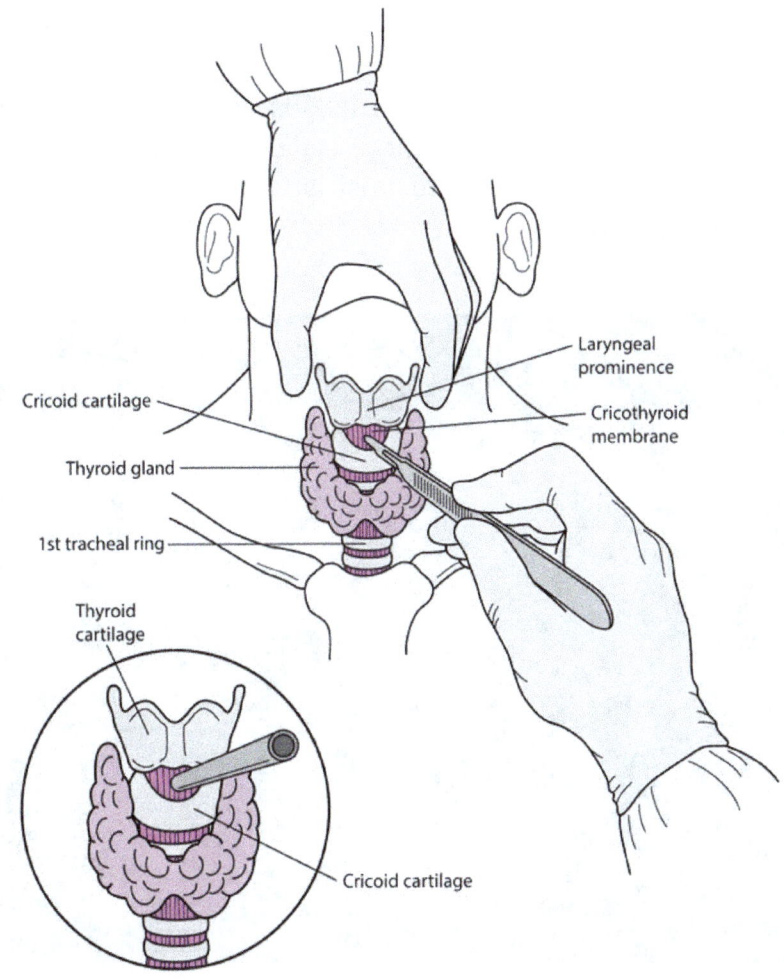

Figura 12. Abordaje infraglótico de la vía aérea

La implementación de nuevas tecnologías asociadas al manejo de la vía aérea representa una buena alternativa para mejorar las tasas de efectividad en pro del beneficio de los pacientes. Sin embargo, el costo de implementación de muchos de estos equipos hace que no siempre estén disponibles para su uso en las situaciones más críticas.

Los profesionales de la salud que se enfrentan constantemente al manejo de la vía aérea en situaciones de emergencia deben estar familiarizados con el correcto uso de los diferentes dispositivos ópticos (tales como estiletes o video-endoscopios) así como los dispositivos supraglóticos de nueva generación (Figura 13).

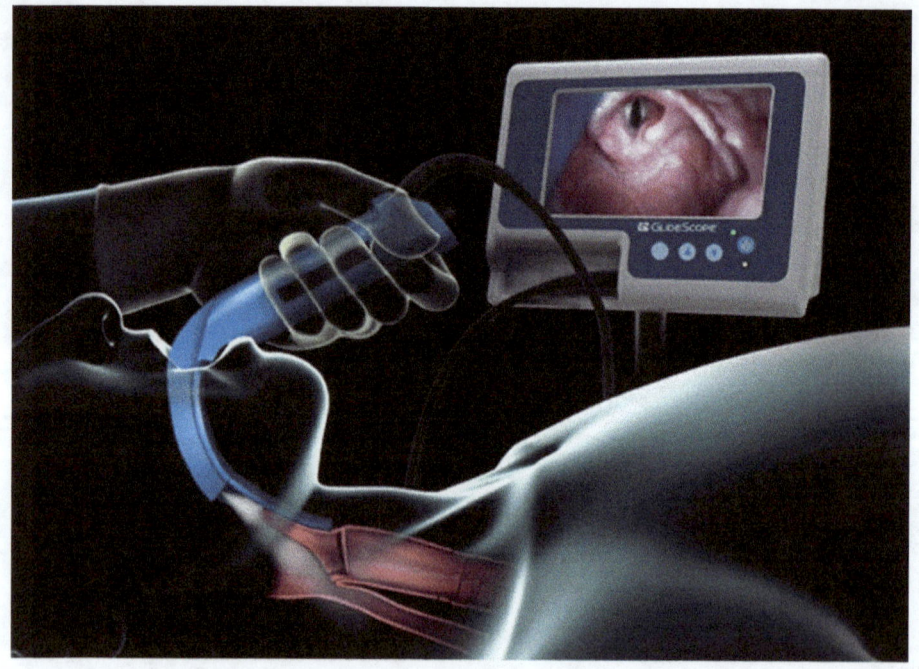

Figura 13. Técnica de videolaringoscopia

OXIGENOTERAPIA.

Una de las primeras medidas que se deben tener en cuenta para el manejo de la vía aérea es el conocimiento y correcto uso de los dispositivos para la administración de oxígeno suplementario en aquellos pacientes que aún conservan la función ventilatoria pero que presentan deficiencias en los procesos de difusión e intercambio gaseoso. En estos pacientes, la administración de oxigeno a concentraciones superiores a la atmosférica; puede contribuir al mejoramiento de los procesos de oxigenación tisular con la consecuente resolución del desbalance entre el aporte y la demanda de oxígeno.

En condiciones normales, el aire atmosférico tiene una concentración de oxígeno (aproximada) de un 21 % y el aire espirado un 16-17 % siendo la tasa de consumo de aproximadamente 4 a 5 %.

El aporte de oxígeno es vital en todos los pacientes con emergencias que comprometan la función respiratoria y la adecuada oxigenación tisular, tanto médicas como traumáticas. Constituye una forma sencilla de prevenir complicaciones y de garantizar que la reanimación tenga mejor calidad.

Aún en los pacientes que van a ser estabilizados por procedimientos más complejos, la adecuada pre oxigenación disminuye las complicaciones asociadas a los periodos de apnea a los que son sometidos durante su proceso de aseguramiento de una vía aérea avanzada.

Los sistemas para el suministro de oxígeno pueden clasificarse en (Figura 14):

- **Sistemas de bajo flujo**: en los cuales el dispositivo de suministro de oxígeno garantiza una parte del volumen del gas inspirado diluyéndose este con el aire ambiental por lo que su concentración varía en el tiempo y con cada inspiración.

- **Sistemas de alto flujo:** en los cuales el dispositivo de suministro de oxígeno provee todo el volumen de gas que el paciente necesita y aporta una concentración constante independientemente de los cambios del patrón respiratorio.

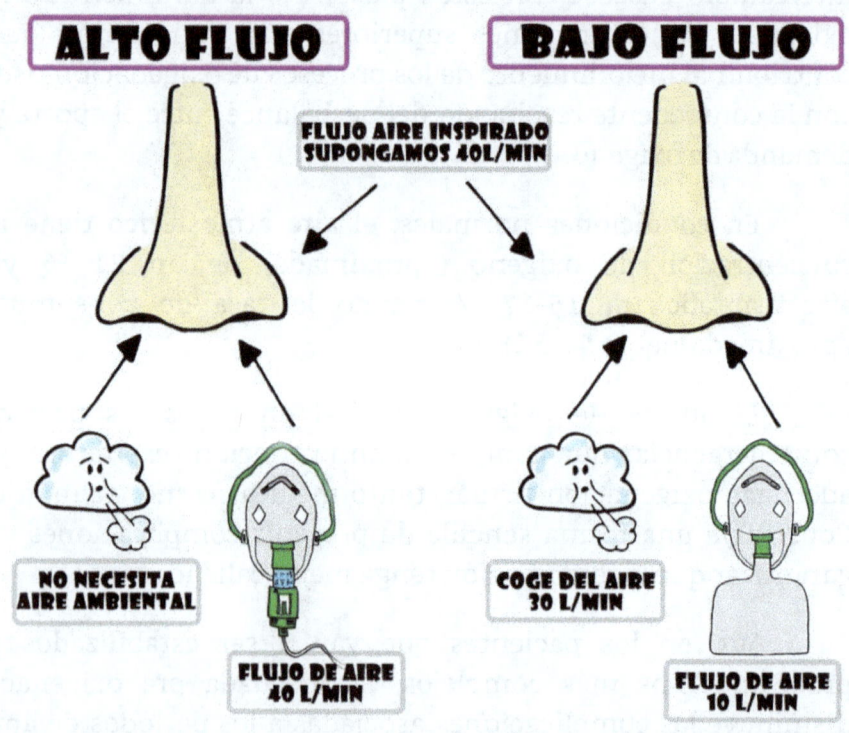

Figura 14. Dispositivos de alto y bajo flujo de oxígeno.

MÉTODOS PARA LA ADMINISTRACIÓN DE OXÍGENO SUPLEMENTARIO.

- Sonda o cánula nasal (1-6 L/min) = (24-45 % oxígeno): Con este dispositivo, el oxígeno se mezcla con el aire inspirado en la faringe. La fracción inspirada de Oxígeno (FiO2) dependerá de los litros por minuto (flujo) y la cantidad de aire inspirado. Está indicado en aquellos pacientes con patologías respiratorias de leve a moderada intensidad y que requieran FiO2 por debajo de 50%. (Figura 15).

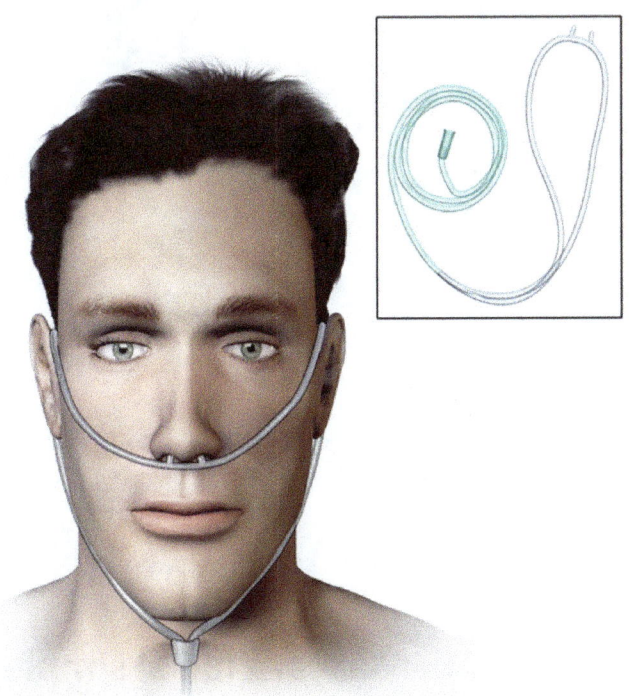

Figura 15. Cánula nasal.

- Mascarilla facial simple (8-10 L/min) = (40-60 % oxígeno): Este dispositivo no posee válvula ni bolsa reservorio. Es un método bien tolerado y está indicado en pacientes con patologías respiratorias moderadas a graves que requieran FiO2 entre 40 y 60%. Para su utilización se recomiendan flujos superiores a 6 Litros por minuto ya que con menos de 5 L/min el aire espirado se acumula y no favorece la adecuada oxigenación. (Figura 16).

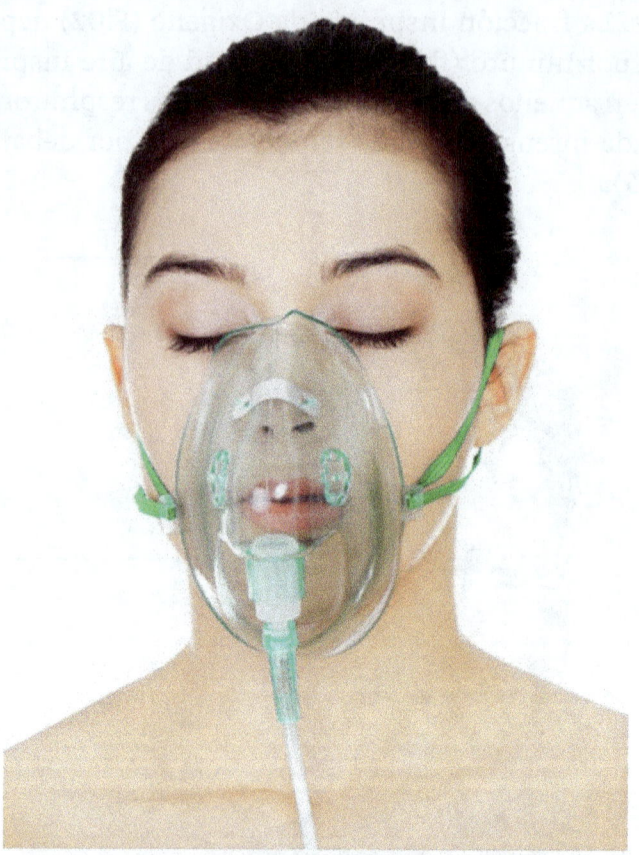

Figura 16. Máscara facial simple.

- Máscara facial con sistema Venturi: Es un sistema de alto flujo que permite regular la concentración de oxígeno a 24, 28, 35 y 40 % para lo cual consta de un dispositivo sobre el cual se conecta la fuente de oxígeno antes de ingresar a la máscara. Los dispositivos vienen diseñados para administrar una concentración fija de oxígeno por lo cual deben ser cambiados en función de las necesidades del paciente.

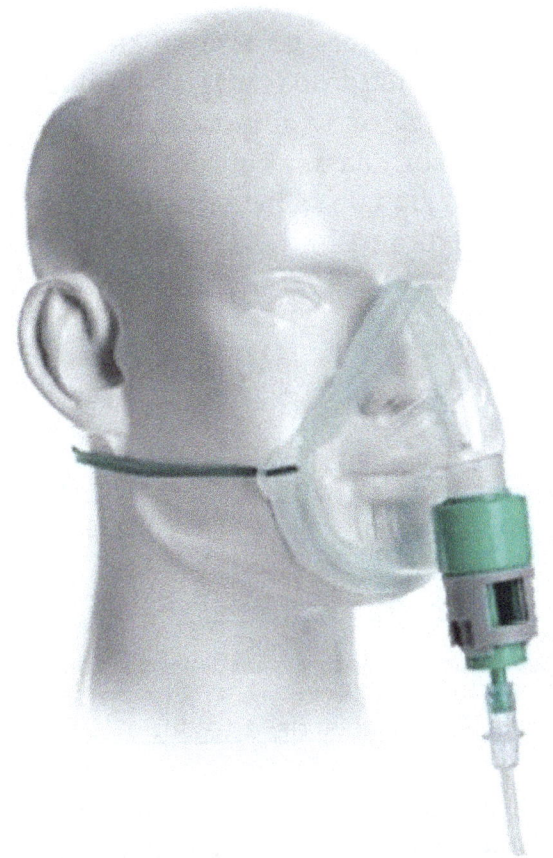

Figura 17. Máscara facial con sistema Venturi.

- <u>Máscara facial con reservorio (10- 15 L/min) = (90-100 % oxigeno)</u>: Tiene la ventaja que acumula oxígeno durante la fase espiratoria (reservorio) lo que incrementa su concentración en el aire inspirado dentro de cada ciclo.

Vienen en dos variedades: con sistema de reinhalación parcial y sin sistema de reinhalación en relación a la funcionalidad de unas válvulas ubicadas en los laterales de la máscara.

En el primero de los casos la válvula es bidireccional y permite el ingreso adicional de aire ambiente durante la fase inspiratoria, en el segundo de los casos la válvula es unidireccional y solo permite la salida de aire durante la espiración del paciente. Un flujo de 10 L/min brinda una concentración de oxígeno del 60 % aproximadamente, lo que se incrementa en un 10 % con cada litro aumentado. (Figura 18).

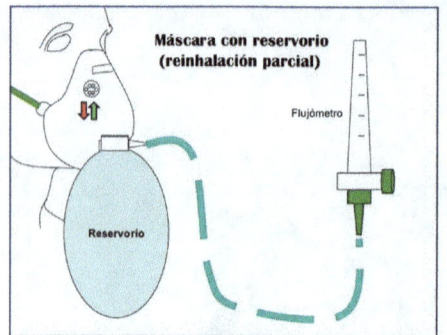 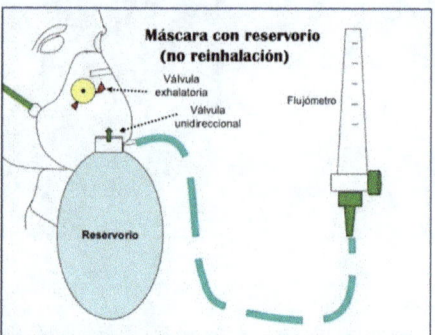

Figura 18. Comparación de los sistemas de máscara facial con reservorio.

- <u>Sistemas de cánulas de alto flujo (CAF)</u>: Los sistemas de cánulas de alto flujo (CAF) son dispositivos utilizados para administrar oxígeno a pacientes con problemas respiratorios que no responden a los dispositivos de oxigenoterapia convencional descritos previamente.

Estos sistemas proporcionan un flujo de oxígeno constante y elevado a través de cánulas nasales, lo que ayuda a mejorar la ventilación y la comodidad del paciente.

Existen diferentes sistemas de cánulas de alto flujo disponibles en el mercado, y algunos de ellos incluyen características adicionales para optimizar la terapia. Estas características pueden incluir:

• **Calentamiento y humidificación:** Algunos sistemas de CAF cuentan con la capacidad de calentar y humidificar el aire suministrado. Esto ayuda a prevenir la sequedad de las vías respiratorias y mejora la tolerancia del paciente al tratamiento.

- **Monitorización y ajuste:** Algunos sistemas ofrecen monitoreo continuo de la saturación de oxígeno y otros parámetros respiratorios. Además, permiten ajustar tanto el flujo como la concentración del oxígeno inspirado según las necesidades individuales del paciente.

- **Interfaz intuitiva:** Los sistemas de CAF suelen contar con una interfaz de usuario fácil de utilizar, que permite al personal médico configurar y controlar el flujo de oxígeno, ajustar la temperatura y realizar otras configuraciones necesarias.

- **Diseño ergonómico:** Los sistemas de CAF están diseñados para proporcionar comodidad al paciente. Las cánulas nasales suelen tener un diseño suave y anatómicamente adaptado para reducir la incomodidad y las lesiones en la piel.

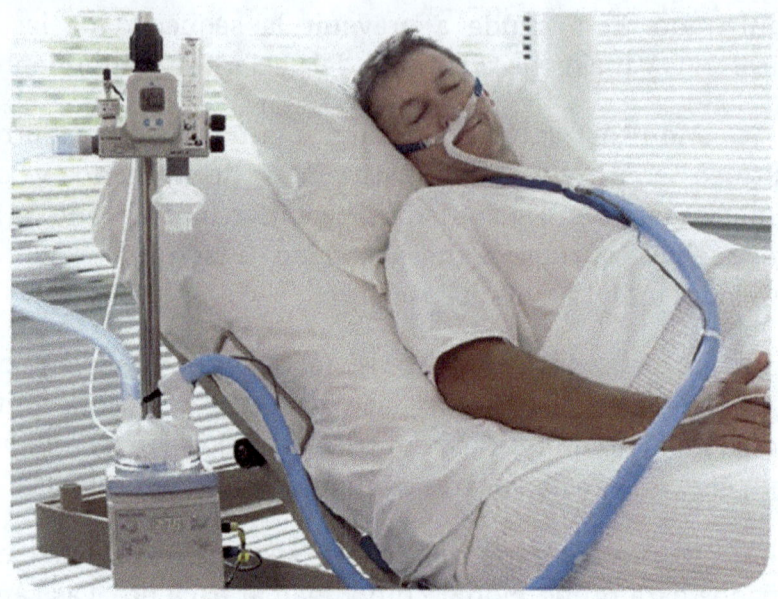

Figura 19. Paciente recibiendo oxigenoterapia en modo CPAP (Continuous Positive Airway Pressure) con un sistema de alto flujo.

PROCEDIMIENTO PARA LA ADMINISTRACIÓN DE OXÍGENO.

Aunque no lo parezca, la oxigenoterapia es un tratamiento médico que debe ser administrado con todas las implicaciones del caso.

La administración apropiada de oxígeno requiere de un diagnóstico presuntivo previo en torno a la patología del paciente y de una indicación específica en cada caso particular.

A continuación, se describen los pasos que se deben tomar en cuenta para la administración de oxígeno:

- Identifíquese con el paciente y prepárelo psicológicamente si este está consciente.

- Recuerde que debe tener las manos limpias y de ser posible usar guantes.

- Prepare el material, así como los equipos y llévelos al lado del paciente.

- Conecte el manómetro y el frasco humidificador (Figura 20).

- Llene el frasco humidificador con agua destilada y estéril hasta el nivel que indica la marca, si ésta no existe llene el frasco hasta la mitad.

- Conecte el extremo proximal de la manguera del dispositivo a utilizar al frasco humidificador.

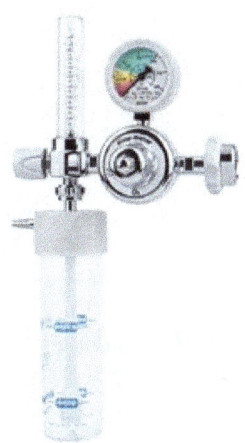

Figura 20. Manómetro, flujómetro y humidificador para la administración de oxígeno

- Si se utiliza una cánula nasal coloque los extremos distales de la misma en cada fosa nasal del paciente. En el caso de máscaras, estas deben cubrir la boca y nariz.

- Abra la fuente de oxígeno inicialmente a 4-6 L x min.

(Concentración entre un 40-60 %), luego fije los litros deseados (Figura 21).

- Fije el dispositivo a la camilla y deje suficiente longitud para que el paciente mueva la cabeza cómodamente.

- Asegure que el humidificador no tenga fuga.

- Coloque al paciente en posición semisentado.

Concentraciones de oxígeno generadas por los diferentes dispositivos de acuerdo al flujo administrado		
	Flujo O_2 (l/min)	FiO_2
Aire ambiente (sin administración de O_2)	0	0,21
Cánulas o gafas nasales	1	0,24
	2	0,28
	3	0,32
	4	0,36
	5	0,40
Mascarilla simple	5-6	0,40
	6-7	0,50
	7-8	0,60
Mascarilla tipo Venturi (verificar el flujo en l/min según indicación del fabricante)	3	0,24
	6	0,28
	9	0,35
	12	0,40
	15	0,60
FiO_2 = Fracción inspiratoria de O_2 (ó concentración de O_2 inhalado) expresada en tanto por 1.		

Figura 21. Concentraciones de oxígeno generadas por los diferentes dispositivos de acuerdo al flujo administrado.

MANEJO SISTEMÁTICO DE LA VÍA AÉREA Y LA VENTILACIÓN.

La restitución del adecuado proceso respiratorio es la maniobra inicial en la mayoría de intervenciones críticas de emergencia, de allí que el manejo efectivo de la vía aérea se posicione como una de las habilidades y destrezas de mayor importancia para el profesional de la salud en el ejercicio de sus labores asistenciales.

Este manejo requiere de la adquisición de conocimientos teóricos y prácticos, así como de herramientas cognoscitivas que permitan organizar de manera apropiada la secuencia de acciones en el abordaje sistemático de la situación.

De este manejo secuencial y organizado depende en gran parte el éxito de los equipos de trabajo en su función de control y estabilización de la vía aérea en situaciones críticas.

Salvo algunas circunstancias especiales, el manejo de la vía aérea requiere de la siguiente secuencia coordinada de acciones:

1. Apertura manual de la vía aérea.

2. Evaluación de la ventilación.

3. Evaluación de la permeabilidad.

4. Limpieza y permeabilización si es necesario.

5. Permeabilización de la vía aérea por métodos instrumentales si están disponibles.

6. Ventilaciones de rescate y oxigenoterapia.

- APERTURA MANUAL DE LA VÍA AÉREA.

En los pacientes con alteración del estado de consciencia,

el descenso de la lengua constituye la causa más común de obstrucción de la vía aérea (Figura 22).

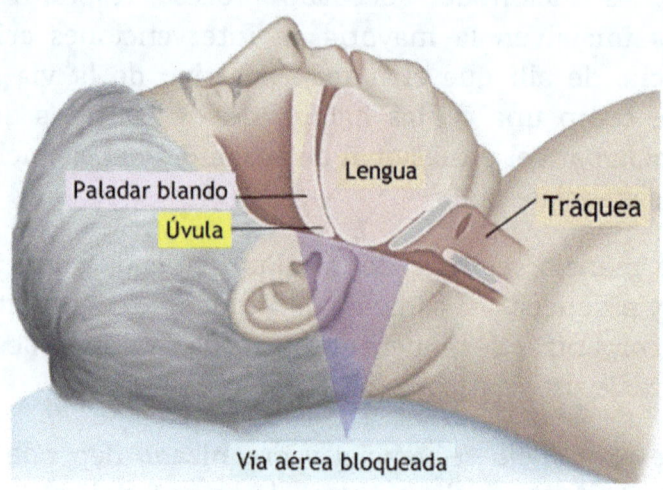

Figura 22. Obstrucción de la vía aérea en decúbito.

La estrategia inicial de manejo y control de la vía aérea debe enfocarse en la alineación de la cabeza y el cuello tratando en lo posible hacer coincidir los ejes del cuerpo (oral, traqueal y laríngeo), por medio de una adecuada técnica de elevación del mentón.

La sospecha de trauma, por otro lado; requiere del control simultáneo de la columna cervical, la cual debe mantenerse en posición neutra sin hiperextensión del cuello pues ello está contraindicado ya que debemos asumir que todo traumatizado puede tener una lesión a nivel cervical. En los casos asociados a trauma, la maniobra de sub luxación mandibular representa la alternativa más segura para la apertura de la vía aérea.

Los métodos para la apertura de la vía aérea se dividen en manuales y no manuales (instrumentales). Los métodos manuales son aquellos que no requieren de herramientas ya que se realizan únicamente con las manos. Dentro de las técnicas manuales más utilizadas encontramos:

-<u>Extensión de la cabeza y elevación del mentón (maniobra de olfateo, maniobra frente-mentón):</u> Para la realización de esta técnica se debe iniciar con el paciente en posición supina y con la cabeza alineada. Seguidamente se coloca una mano sobre la frente y la otra en la parte ósea de la mandíbula, extendiendo posteriormente la cabeza y el cuello junto con el desplazamiento simultáneo de la mandíbula hacia arriba en un ligero movimiento hacia atrás (Figura 23 y 24). Esto levanta la lengua separándola de la vía aérea. Por otro lado, la extensión de la cabeza hace que se alinee el eje principal del cuerpo con el de la laringe y la boca.

Esta maniobra está contraindicada en sospecha o presencia de trauma cervical.

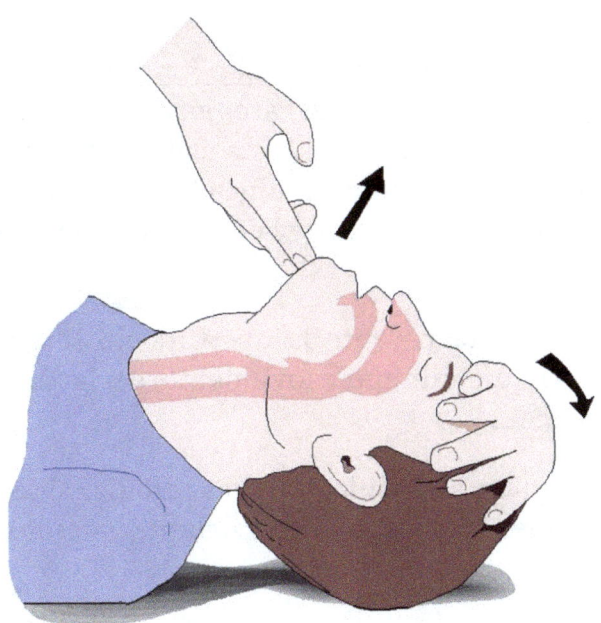

Figura 23. Maniobra frente mentón.

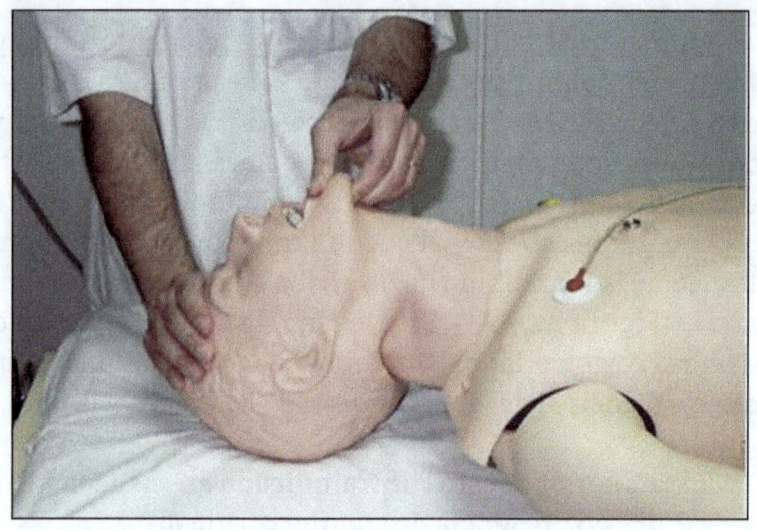

Figura 24. Maniobra de extensión de la cabeza y elevación del mentón.

-Elevación de la mandíbula (tracción mandibular o subluxación mandibular): En los casos en que exista alta sospecha de lesión de columna cervical; esta debe mantenerse en una posición neutral y debidamente alineada por lo que la maniobra de elevación de la mandíbula es la más indicada en estos casos (Figura 25).

Esta maniobra permite la apertura de la vía aérea con ausencia o con un mínimo movimiento de la cabeza y de la columna cervical.

Por su unión anatómica a la mandíbula, al levantar esta; la lengua también se desplaza hacia delante y desobstruye la vía aérea.

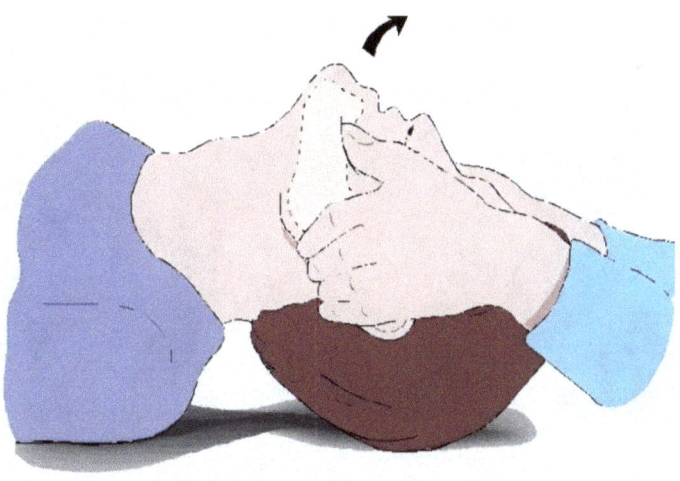

Figura 25. Maniobra de tracción mandibular.

Para realizar esta maniobra colóquese por detrás del paciente y ponga sus dedos en la parte inferior de la mandíbula, situándolos a lo largo de sus ángulos de manera bilateral y levántela, puede auxiliarse si sitúa los dedos pulgares sobre los pómulos para usarlos de apoyo. La mandíbula debe ser empujada anteriormente y en dirección caudal (Figura 26).

Lo ideal es que esta maniobra sea realizada por 2 personas (uno estabiliza la columna y otro abre la vía aérea). En otra variante, un solo reanimador puede fijar la cabeza colocándose a horcajadas sobre la frente de la víctima e impidiendo con sus muslos los movimientos de la cabeza y el cuello.

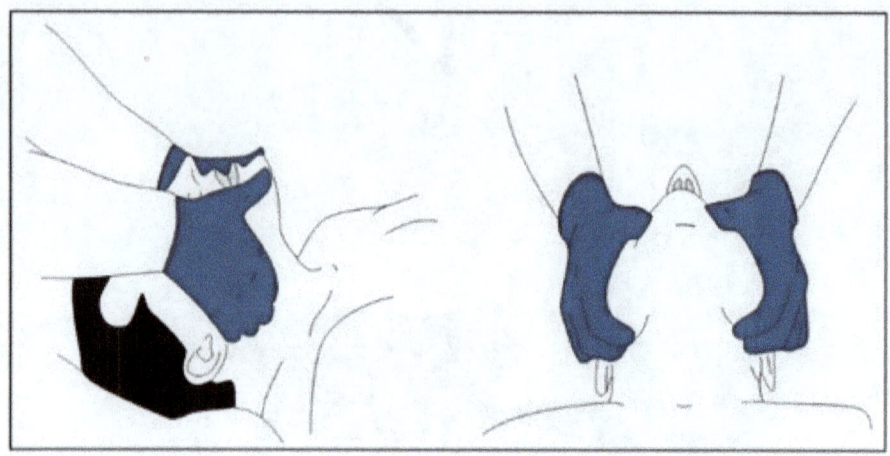

Figura 26. Técnica para maniobra de tracción mandibular.

- Elevación (tracción) del mentón: Otra forma de abrir la vía aérea en un paciente con sospecha de lesión de la columna cervical es la maniobra de elevación del mentón por medio de tracción. Este método es ideal para resolver una variedad de obstrucciones anatómicas de la vía aérea en pacientes que están respirando espontáneamente, *pero se debe tener mucho cuidado en su implementación por el alto riesgo de mordedura accidental.*

Para la realización de esta técnica, los dedos de una mano se colocan debajo de la mandíbula y el pulgar de la misma mano se introduce dentro de la boca del paciente haciendo una pinza por encima de los incisivos inferiores y la mandíbula permitiendo halar todo el maxilar inferior, protruyéndolo (Figura 27).

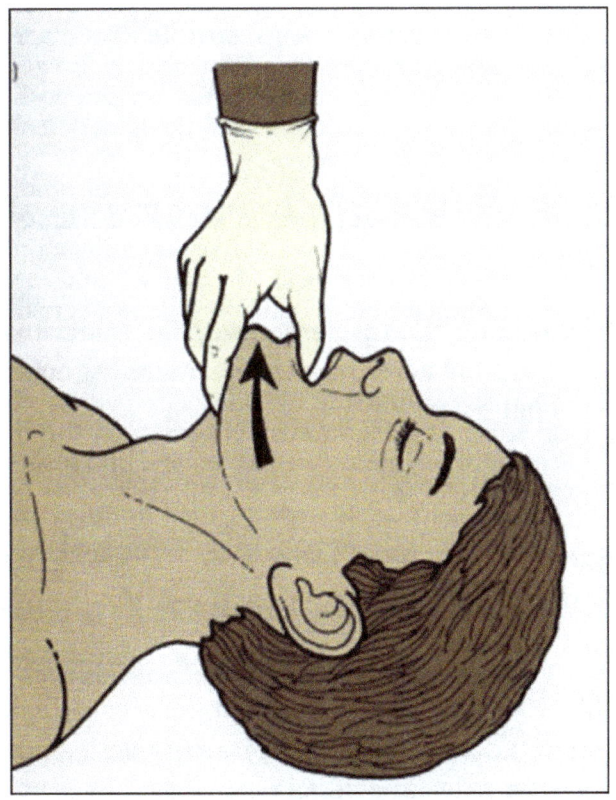

Figura 27.
Maniobra de elevación (tracción) del mentón.

Durante la realización de esta técnica es indispensable contar con guantes de protección para evitar el contacto con la saliva y demás secreciones de la boca del paciente. También se debe colocar la palma de la otra mano sobre la frente del paciente para evitar movimientos indeseados de la cabeza y la columna cervical durante la realización de la técnica.

Las maniobras de elevación mandibular y del mentón son modificaciones de las técnicas convencionales que permiten al reanimador prevenir el movimiento de la columna cervical mientras se maneja la vía aérea. Los métodos no manuales se describirán más adelante ya que forman parte de las estrategias para el manejo avanzado de la vía aérea en aquellas situaciones donde las técnicas más simples no han logrado la permeabilización de la misma.

- EVALUACIÓN DE LA VENTILACIÓN Y PERMEABILIDAD DE LA VÍA AÉREA.

Una vez que se han implementado las maniobras iniciales para el manejo de la vía aérea, se debe verificar la correcta función respiratoria del paciente.

La maniobra: "Mirar, escuchar y sentir (MES)" ha sido retirada de los protocolos de manejo de la vía aérea por su poca especificidad y la pérdida de tiempo que induce durante su realización (sobre todo en situaciones de probable parada cardiaca).

La tabla N° 1 resume las principales estrategias clínicas para la evaluación de la función respiratoria en los pacientes con alteración del estado de consciencia.

> **TABLA N° 1. ELEMENTOS CLÍNICOS PARA LA EVALUACIÓN DE LA RESPIRACIÓN.**
>
> - Movimientos del tórax (simetría).
> - Frecuencia respiratoria.
> - Uso de músculos del cuello, abdomen, brazos para respirar (anormal).
> - Cianosis (coloración azulada).
> - Fluidos o secreciones en la boca.
> - Trauma (cara, cuello, tórax).
> - Sonidos respiratorios al entrar o salir aire.
> - Ruidos anormales (estridor, sibilancias).
> - Puede o no hablar. Calidad de la voz.
> - Movimientos del tórax (con las manos).

La evaluación de la vía aérea puede dar origen a 2 posibilidades:

a.- Las vías aéreas están obstruidas: para hacer la diferenciación con la segunda posibilidad, se intenta dar dos insuflaciones de rescate, si no pasa el aire; se debe reposicionar la cabeza para reabrir las vías aéreas y repetir las insuflaciones.

En el caso de obstrucción, el aire no penetrará en los pulmones. (La técnica para desobstruir la vía aérea se explica más adelante).

b.- El aire si pasa a los pulmones (vía aérea no obstruida): pero el individuo no respira espontáneamente. En este caso estaríamos ante la presencia de un paro respiratorio.

Cuando el paciente respira o habla, se entiende que las vías aéreas están permeables y hay suficiente circulación de oxígeno como para mantener una aceptable función neurológica.

Sin embargo, puede que el individuo respire; pero no de manera eficiente o tenga un patrón o ritmo anormales que imposibiliten mantener la integridad vital por un periodo prolongado de tiempo.

En los casos de patrones ventilatorios alterados se debe evaluar la posibilidad de un manejo precoz y preventivo de la vía aérea ante la posibilidad de fallo ventilatorio a corto plazo.

La presencia de ritmos rápidos (taquipnea), lentos (bradipnea) o patrones irregulares con evidencia clara de insuficiencia respiratoria aguda deben considerarse como una emergencia médica y deben ser tratados inmediatamente.

En la tabla N° 2 se resumen los principales signos clínicos relacionados con insuficiencia respiratoria grave.

TABLA N° 2. SIGNOS DE INSUFICIENCIA RESPIRATORIA GRAVE.

- Taquipnea (frecuencia respiratoria elevada).
- Agitación de la cabeza con cada respiración.
- Disnea e imposibilidad para hablar.
- Respiración entrecortada o en gruñidos.
- Aleteo nasal.
- Estridor (sonido grueso) de la laringe.
- Tiraje (depresión de los músculos con la respiración) debajo o entre las costillas o por encima de la clavícula.
- Uso de músculos accesorios (cuello, brazos) para respirar.
- Cianosis (coloración azulada de dedos, nariz o labios).
- Disnea y sudoración o sensación de agotamiento.
- Pulso paradójico que asciende y desciende.
- Distensión abdominal con la respiración torácica.

- LIMPIEZA Y PERMEABILIZACIÓN DE LA VÍA AÉREA.

Las vías aéreas deben mantenerse siempre limpias ya que comúnmente la sangre y el vómito obstaculizan la adecuada ventilación.

En los casos señalados, se debe aspirar o extraer manualmente los cuerpos extraños y las secreciones. La limpieza de las vías aéreas superiores incluye la boca y la orofaringe.

Con la limpieza de la vía aérea se persiguen los siguientes objetivos:

- Garantizar una adecuada ventilación.
- Evitar la broncoaspiración (entrada de cualquier sustancia

a las vías aéreas).

Si durante las maniobras de reanimación, líquidos o cuerpos extraños dificultan la ventilación; se puede girar transitoriamente la cabeza del paciente a un lado o utilizar los dedos de una mano para hacer la extracción manual. En estos casos se deben tomar todas las medidas de protección para evitar lesiones por mordedura accidental.

En caso de trauma el movimiento del paciente debe realizarse en bloque para proteger la columna cervical. Existen dispositivos, como la pinza de Magill (Figura 28), que permiten retirar cuerpos extraños sólidos con mayor facilidad y menor riesgo para el reanimador.

Para el caso de líquidos, las sondas de aspiración conectadas a una fuente de presión negativa facilitan la extracción de sangre, secreciones y vómito.

Otra alternativa puede ser el uso de gasas o material absorbente estéril que también puede ser manejado por medio de la pinza de Magill para mayor seguridad.

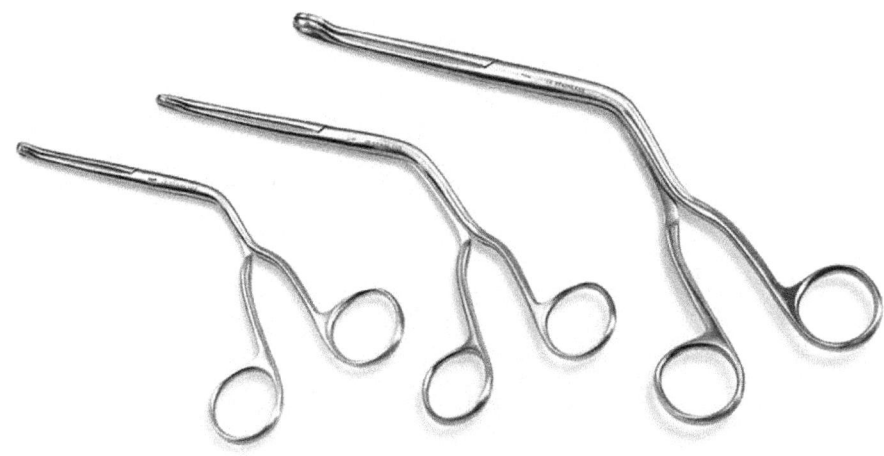

Figura 28. Pinzas de Magill.

Las principales técnicas para apertura de la boca y limpieza manual de la vía aérea superior son:

- <u>Maniobra de barrido digital:</u> esta maniobra se realiza con uno o dos dedos, los cuales pueden cubrirse con un trozo de gasa o tela. Para realizar la técnica, se introducen los dedos en la boca y la faringe del paciente para limpiarlas.

Como en cualquier técnica que involucre contacto con las secreciones del paciente se deben usar guantes de protección preferiblemente estériles. Las sustancias líquidas se pueden retirar con los dedos índice y medio a través del uso de gasas u otros materiales absorbentes, los cuerpos sólidos con el dedo índice curvado o junto con el dedo medio en forma de pinza.

Con el paciente boca arriba se procede a abrir la boca, sosteniendo la lengua y la mandíbula entre el dedo pulgar (dentro de la boca) y el resto por fuera (Figura 29).

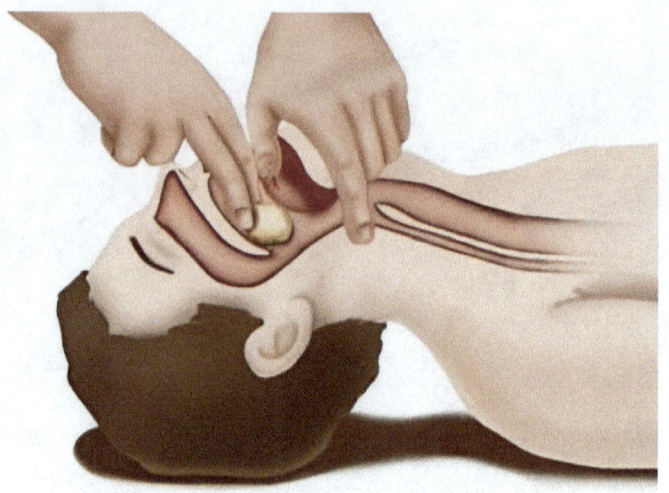

Figura 29. Maniobra de barrido digital.

Esto de por sí desobstruye las vías respiratorias de una manera muy similar al efecto logrado con la técnica manual de tracción del mentón.

Una vez lograda la apertura bucal, se introduce el dedo índice de la otra mano en la cavidad oral y cuidadosamente se explora la faringe. Si encuentra cuerpos extraños, estos deben ser extraídos (puede usarse el dedo medio de manera auxiliar). No se debe hacer fuerza hacia abajo pues se podrían empujar los objetos extraños más adentro en la orofaringe.

Como norma general, esta maniobra no debe realizarse a menos que se vea el objeto o el material sólido de manea clara. También debe tenerse cuidado de no ser mordido de manera refleja por pacientes que mantengan algún grado de respuesta neurológica.

- Maniobra de los dedos cruzados: esta maniobra es utilizada cuando la mandíbula está moderadamente relajada o flácida.

Para realizarla, el reanimador se debe colocar a un lado o

detrás de la cabeza de la víctima introduciendo su dedo índice por la comisura de la boca y manteniéndolo presionado contra los dientes superiores, a continuación (con el pulgar cruzado sobre el dedo índice); se debe hacer presión contra los dientes inferiores, forzando de este modo la apertura de la boca a fin de dejar espacio suficiente para la aspiración (Figura 30).

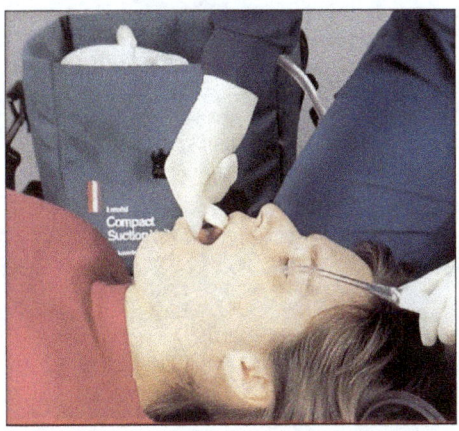

Figura 30. Maniobra de los dedos cruzados.

Los dedos deben introducirse lo más lateral posible en la boca del paciente para permitir una visualización más precisa de la cavidad oral durante el proceso de aspiración o durante la extracción manual de cuerpos extraños sólidos si es que esto fuera posible.

- Maniobra de elevación de la lengua y la mandíbula: cuando la mandíbula esté completamente flácida, se puede colocar el dedo pulgar dentro de la boca. Con la punta del mismo se eleva la base de la lengua y con los otros dedos se agarra la mandíbula (por fuera) a la altura de la barbilla elevándola hacia adelante (Figura 31).

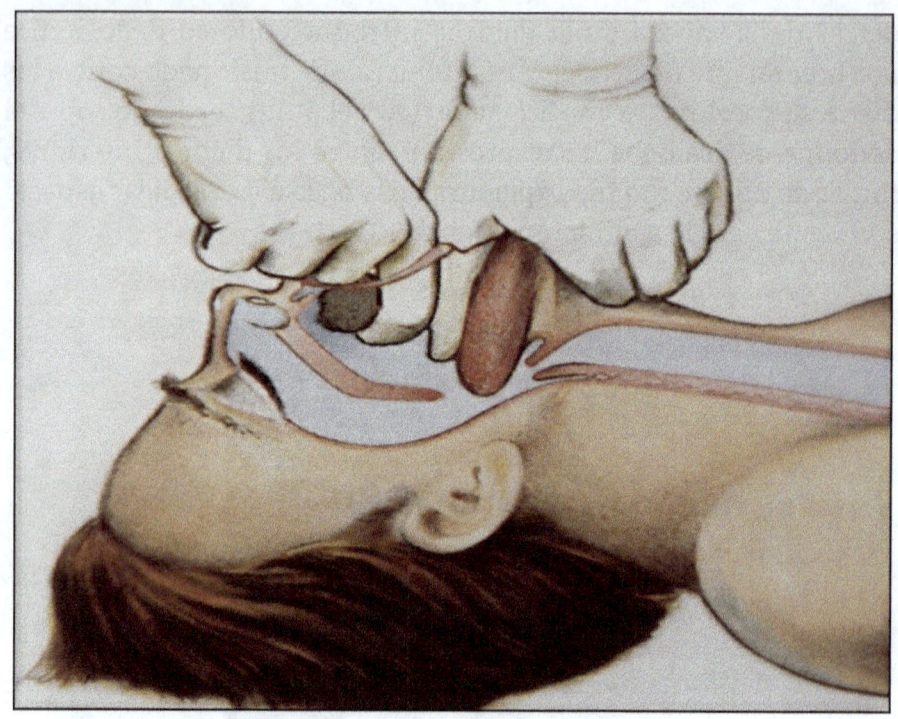

Figura 31. Maniobra de elevación de la mandíbula y lengua combinada con técnica de barrido digital.

Como el reanimador va a estar expuesto de manera directa a las secreciones del paciente, se deben usar guantes de protección preferiblemente estériles durante la realización de esta técnica. Esta maniobra puede además utilizarse para abrir las vías aéreas tal como ya se describió previamente.

PERMEABILIZACIÓN DE LA VÍA AÉREA POR MÉTODOS INSTRUMENTALES.

Los métodos no manuales (instrumentales), requieren de algunas técnicas y equipos que comúnmente no están a disposición de los reanimadores fuera de los centros de salud, por tal motivo representan una segunda línea de acción luego de que los métodos manuales han fracasado.

Estos métodos en general, son técnicas poco complejas, pero requieren de entrenamiento previo en cuanto a la correcta aplicación de los diferentes dispositivos utilizados. Estos métodos se pueden dividir en:

a- Métodos mecánicos:
- Dispositivos básicos:
  - Cánulas orofaríngeas.
  - Cánulas nasofaríngeas.
- Dispositivos avanzados:
  - Combitubo.
  - Obturador esofágico y sus variantes.
  - Máscara laríngea.
  - Tubo endotraqueal (TET).

b- Métodos quirúrgicos:
- Punción percutánea de la tráquea.
- Cricotiroidotomía.
- Traqueostomía.

A continuación, se detallan los principales dispositivos para manejo instrumental de la vía aérea que pueden ser utilizados en situaciones de emergencia:

a.- Cánula orofaríngea: es uno de los dispositivos que se utiliza con mayor frecuencia dado su bajo costo y la facilidad para su colocación. Una vez colocada de manera apropiada (Figura 32), la cánula orofaríngea sujeta la lengua hacia delante y permite mantener la vía aérea abierta. Esto puede ser útil para ventilar un paciente que no está respirando y que está inconsciente o carece de reflejo nauseoso.

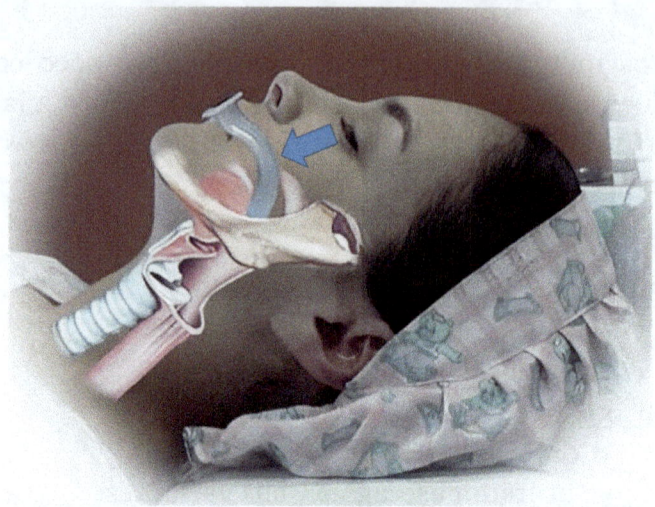

Figura 32. Cánula orofaríngea posicionada correctamente (flecha).

Existen diferentes modelos de cánula orofaríngea disponibles comercialmente, pero los tipos más comúnmente utilizados son las cánulas orofaríngeas tipo Guedel y las cánulas orofaríngeas tipo Berman (Figura 33).

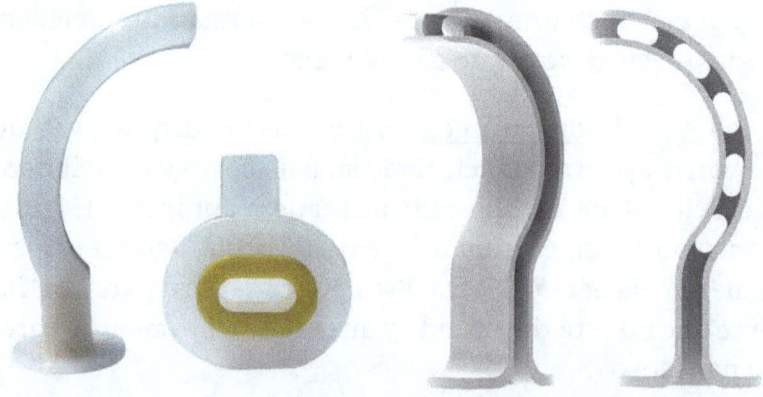

Figura 33. Cánula orofaríngea tipo Guedel (a la izquierda) y tipo Berman (a la derecha).

Ambos modelos funcionan de manera similar y no existen variaciones significativas en su uso o aplicación.

Antes de introducir la cánula orofaríngea se debe verificar que no existan cuerpos extraños dentro de la cavidad oral que puedan ser empujados con la cánula hacia la parte inferior de la faringe.

También se debe tener precaución durante su procedimiento de inserción ya que una técnica inapropiada puede empujar la lengua hacia la faringe (abajo) y causar más obstrucción.

Para prevenir esto, la persona que coloca la cánula puede introducir su pulgar dentro de la cavidad oral manteniendo la lengua contra el suelo de la boca, simultáneamente eleva la mandíbula manteniendo la lengua fuera del trayecto de la vía aérea durante el proceso de introducción de la cánula.

Para insertar la cánula, se debe lubricar esta apropiadamente y luego abrir la vía aérea por los métodos previamente descritos.

La cánula debe colocarse sobre la lengua, la cual debe mantenerse desplazada anteriormente con el dedo pulgar.

La cánula orofaríngea suele introducirse inicialmente en sentido inverso (orientada hacia el paladar o una de las comisuras labiales) (Figura 34) y una vez dentro de la cavidad oral se da un giro de 180 o 90 grados (según corresponda) para dejarla en su posición final.

Para terminar, se empuja la cánula hasta el nivel de los incisivos de tal manera que su extremo distal quede frente a la laringe.

Para el correcto funcionamiento de la cánula orofaríngea, también es muy importante la selección de tamaño correcto de la cánula a utilizar, de lo contrario esta podría ser demasiado corta o demasiado larga para las necesidades del paciente.

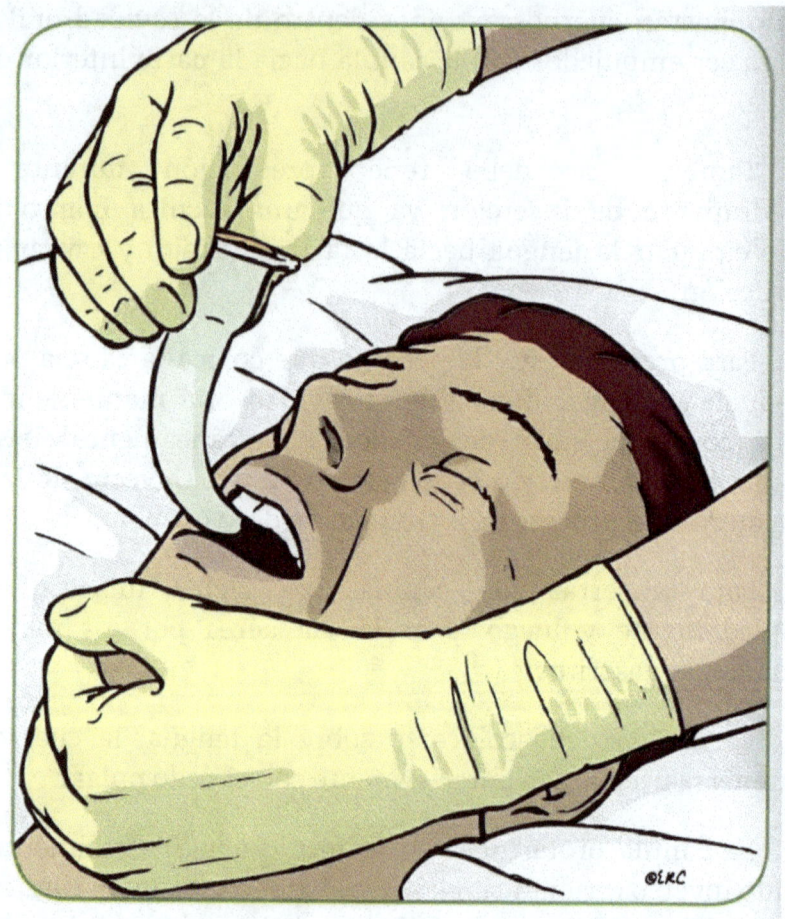

Figura 34. Técnica de colocación de la cánula orofaríngea.

En la mayoría de los casos, para seleccionar el tamaño apropiado se puede utilizar como referencia un lado de la cara del paciente, el tamaño correcto de la cánula es el que va desde la comisura bucal del paciente hasta el ángulo de su mandíbula (Figura 35).

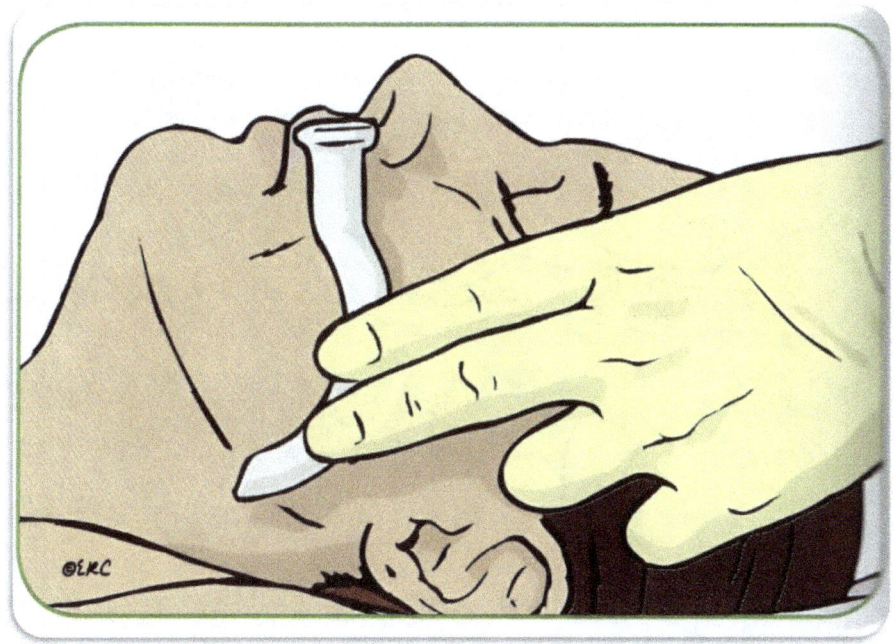

Figura 35. Selección de tamaño apropiado de la cánula orofaríngea.

b.- <u>Cánula nasofaríngea:</u> La cánula nasofaríngea (Figura 36) tiene el mismo principio y objetivo que la cánula orofaríngea. Su ventaja radica en que puede ser utilizada en pacientes que conservan el reflejo nauseoso o se encuentran semiconscientes pues es mejor tolerada por ellos evitando las náuseas.

Para su colocación se debe seleccionar el orificio nasal más grande, la vía menos desviada (usualmente la derecha) y aquella que no tenga pólipos o fracturas que la obstruyan.

Luego, se selecciona la cánula apropiada, se lubrica el extremo distal, y se coloca suavemente con leves movimientos circulares en dirección anteroposterior a través del orificio nasal seleccionado siguiendo el piso de la cavidad nasal directamente a la nasofaringe posterior y no hacia arriba.

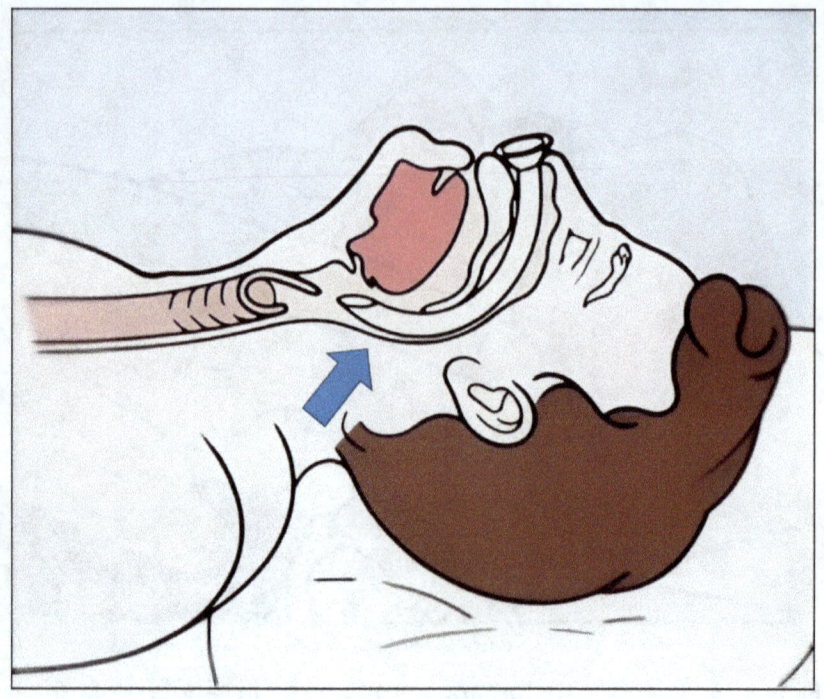

Figura 36. Cánula nasofaríngea posicionada correctamente (flecha).

Para seleccionar el tamaño ideal se debe colocar la cánula al lado de la cara del paciente, la medida apropiada es el que va desde la fosa nasal hasta el ángulo de la mandíbula ipsilateral (Figura 37).

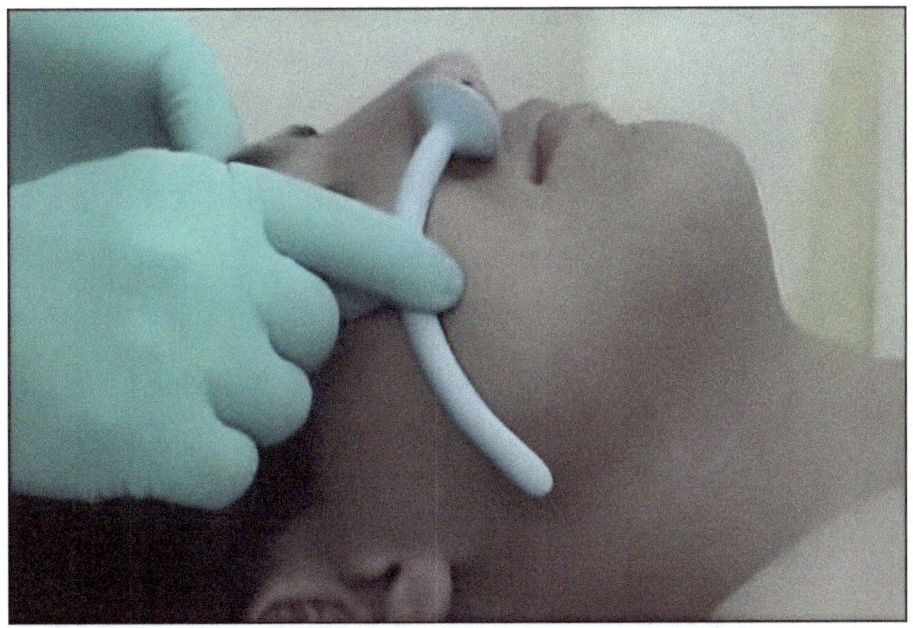

Figura 37. Selección del tamaño apropiado de la cánula nasofaríngea.

El menor diámetro de la cánula nasofaríngea limita la aspiración de vómitos, secreciones o sangre a través de la misma. Una posible complicación asociada a su uso, es el trauma nasal motivo por el cual esta no debe ser insertada si se encuentra resistencia al introducirla. En estos casos se puede intentar nuevamente la introducción de la cánula por la fosa nasal contralateral.

c.- Sistema de máscara y tubo con obturador esofágico: Los tubos con obturador esofágico se utilizan solamente en pacientes inconscientes sin reflejo nauseoso. Estos dispositivos consisten en una máscara que se continúa en un tubo con un balón al que se le insufla 30 mL de aire (Figura 38). Una vez inflado, este balón sella el esófago para impedir el vómito y el escape de aire al estómago, la ventilación es brindada a través de una bolsa conectada a la máscara.

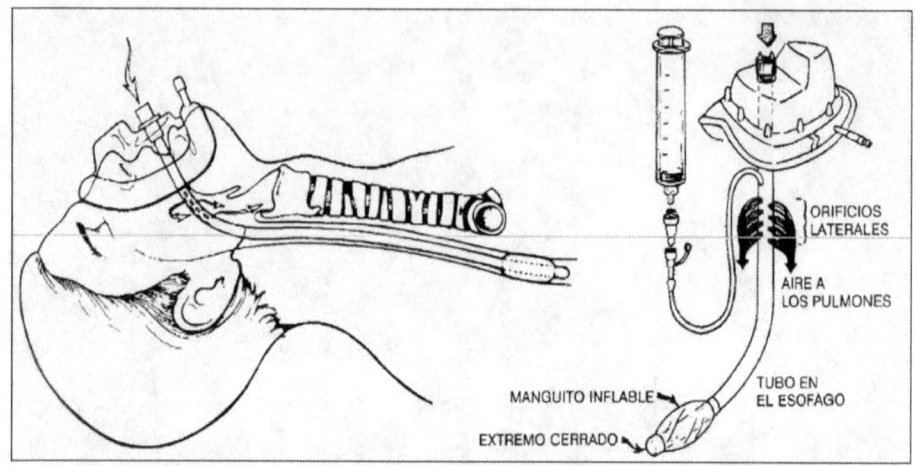

Figura 38. Sistema de mascara y tubo con obturador esofágico.

Algunos inconvenientes como volúmenes ventilatorios bajos, dificultad para mantener un sello adecuado de la máscara a la cara, la ausencia de aislamiento de la tráquea o la colocación inadvertida del dispositivo en esta; han hecho que el dispositivo sea objeto de controversia y no sea una variante de primera elección.

Existen otros dispositivos similares a los que se les han realizado modificaciones como son: Colocación de un segundo balón en la parte superior para sellar la vía aérea superior (tubo laríngeo) (Figura 39), otro tubo que comunica el exterior con el espacio frente a la laringe permitiendo la ventilación (combitubo) o la apertura del extremo cerrado (a nivel del esófago), por donde se introduce una sonda con el objetivo de aspirar el contenido de la vía digestiva alta.

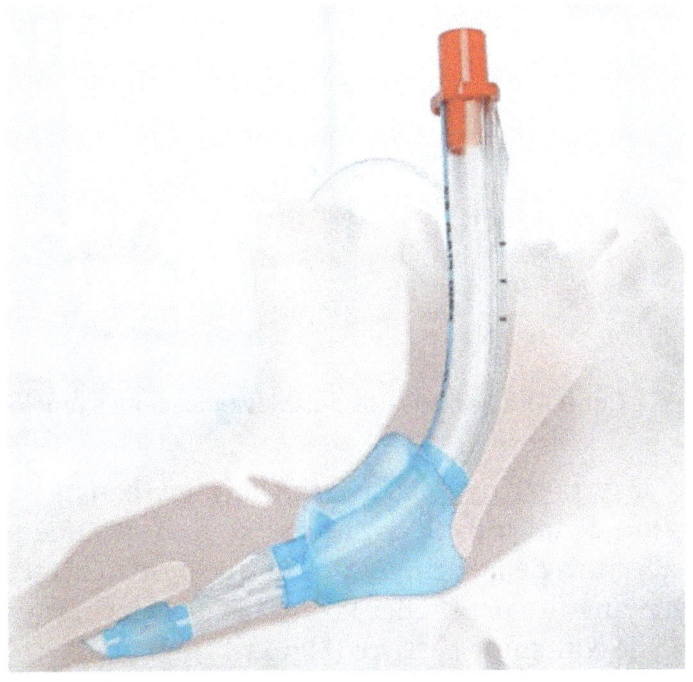

Figura 39. Tubo laríngeo.

El combitubo por su parte tiene la ventaja de estar diseñado para ser introducido "a ciegas" y cumplir una función independientemente se ubique en la vía aérea o la vía digestiva.

En su posición más común (extremo distal en vía esofágica) el combitubo funciona de manera muy similar a los demás dispositivos supraglóticos permitiendo la ventilación por el lumen numero 1 directamente a la glotis. En su posición menos frecuente (extremo distal en vía traqueal) el combitubo funciona como un tubo endotraqueal a través del lumen numero 2 (Figura 40).

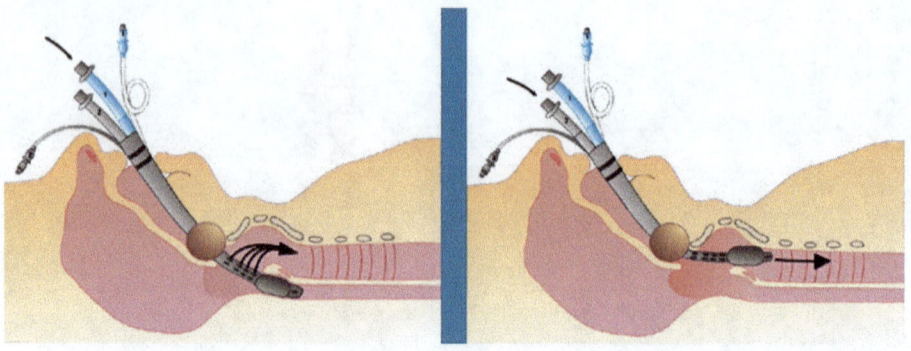

Figura 40. Combitubo en sus dos posibles ubicaciones funcionales.

d.- Máscara laríngea: La máscara laríngea consta de un tubo con extremo distal inflable en forma de máscara que se coloca sobre la abertura de la laringe. Una vez colocada correctamente, se infla el manguito para sellar la entrada de la laringe y evitar la aspiración de contenido gástrico (Figura 41).

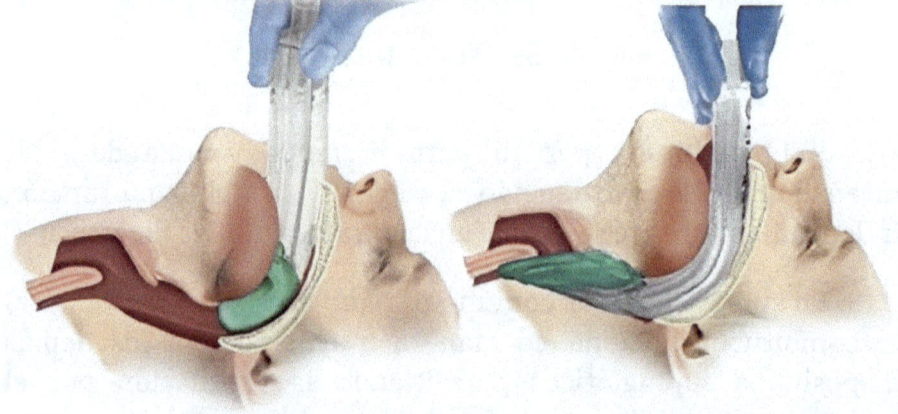

Figura 41. Técnica de colocación de la máscara laríngea.

Este dispositivo se inserta colocando su extremo distal en el esófago y permitiendo que el orificio de salida de aire quede delante de la glotis, luego se insufla y los bordes que rodean la laringe sellan las zonas laterales impidiendo la fuga de aire y permitiendo la ventilación.

La máscara laríngea ofrece varias ventajas en comparación con otros dispositivos de manejo de la vía aérea. Es fácil de insertar y no requiere habilidades avanzadas en técnicas de intubación. Además, proporciona una vía aérea segura y protege las vías respiratorias durante la administración de anestesia o ventilación mecánica.

Las mascaras laríngeas constituyen los dispositivos supraglóticos de mayor uso a nivel hospitalario, ya que permiten el aseguramiento de una vía aérea avanzada definitiva por periodos relativamente largos. En algunos casos las máscaras laríngeas pueden ser utilizadas como medios para el aseguramiento de una vía endotraqueal definitiva. Sin embargo, es importante destacar que la máscara laríngea no se utiliza en todos los casos y puede haber contraindicaciones para su uso, como obstrucción de la vía aérea alta, lesiones o inestabilidad cervical. Además, la colocación y el inflado adecuados de la máscara laríngea son fundamentales para garantizar un sellado adecuado y evitar complicaciones.

e.- Intubación endotraqueal: es el método más efectivo para el aseguramiento de la vía aérea, pues permite ventilar directamente los pulmones neutralizando el riesgo de broncoaspiración.

Esta técnica debe ser considerada como de elección en aquellos casos de pacientes graves que requieran de protección definitiva de la vía aérea. Su principal inconveniente es que suele ser una técnica de alta complejidad y requiere de entrenamiento especializado para su ejecución.

Durante la intubación, se utiliza un laringoscopio para visualizar la laringe y las cuerdas vocales. Para lograr esto, en la mayoría de los casos es necesario alinear los tres ejes cervicales (Oral, faríngeo y laríngeo) en una maniobra de extensión del cuello similar a la maniobra de olfateo (Frente mentón) (Figura 42). Por este motivo la intubación endotraqueal tiene ciertas limitaciones en el manejo de la vía aérea cuando hay presunción de lesiones de la columna cervical.

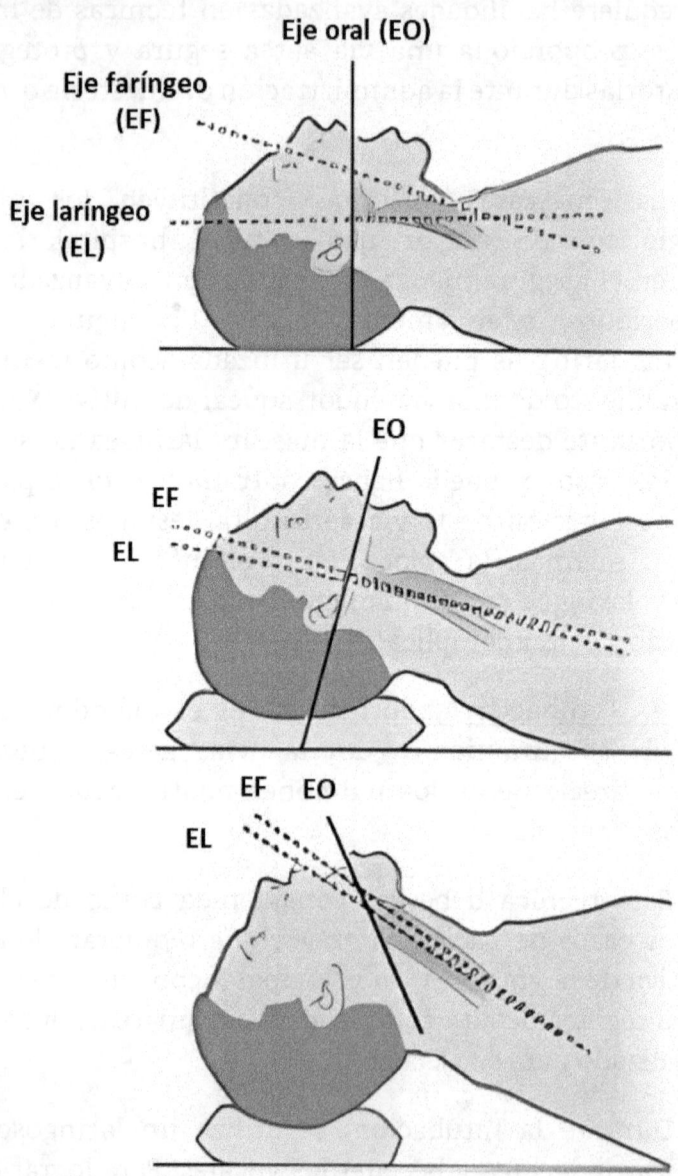

Figura 42. Alineación de los tres ejes cervicales durante el proceso de intubación endotraqueal

El tubo endotraqueal se inserta a través de la boca o la nariz y se guía cuidadosamente hacia la tráquea, evitando el esófago (Figura 43).

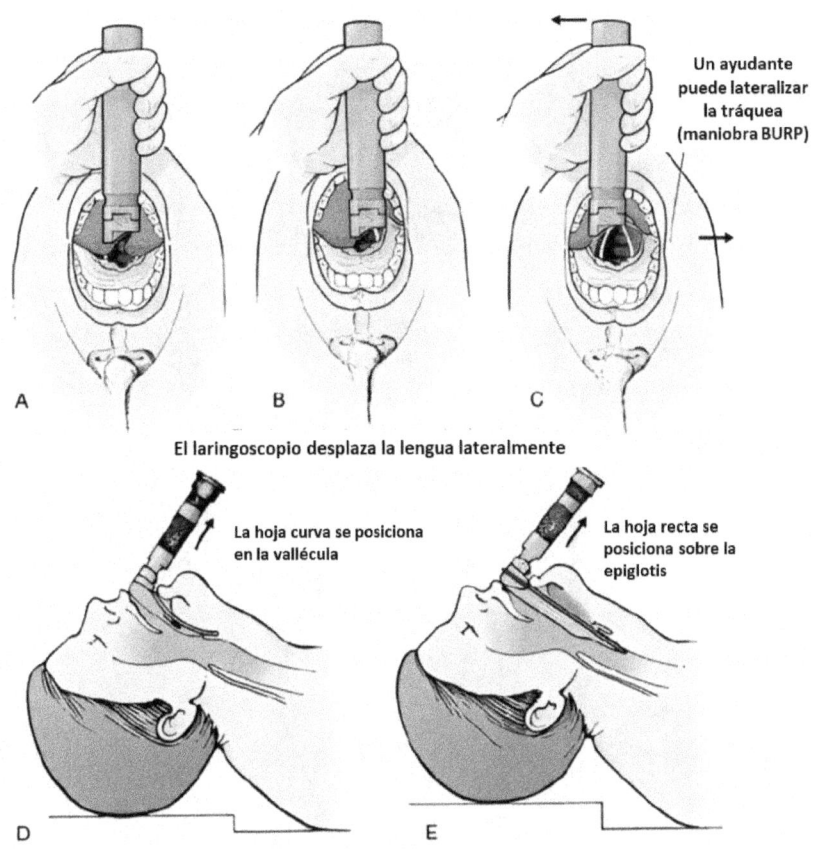

Figura 43. Técnica de intubación endotraqueal por medio de laringoscopía directa

Para ayudar a la permeabilización de la vía aérea se puede utilizar la maniobra BURP (Backward, Upward, Rightward Pressure) mediante la cual un ayudante o el mismo operador moviliza y presiona la laringe hacia atrás, hacia arriba y hacia la derecha del paciente para facilitar la visión de las cuerdas vocales (Figura 44).

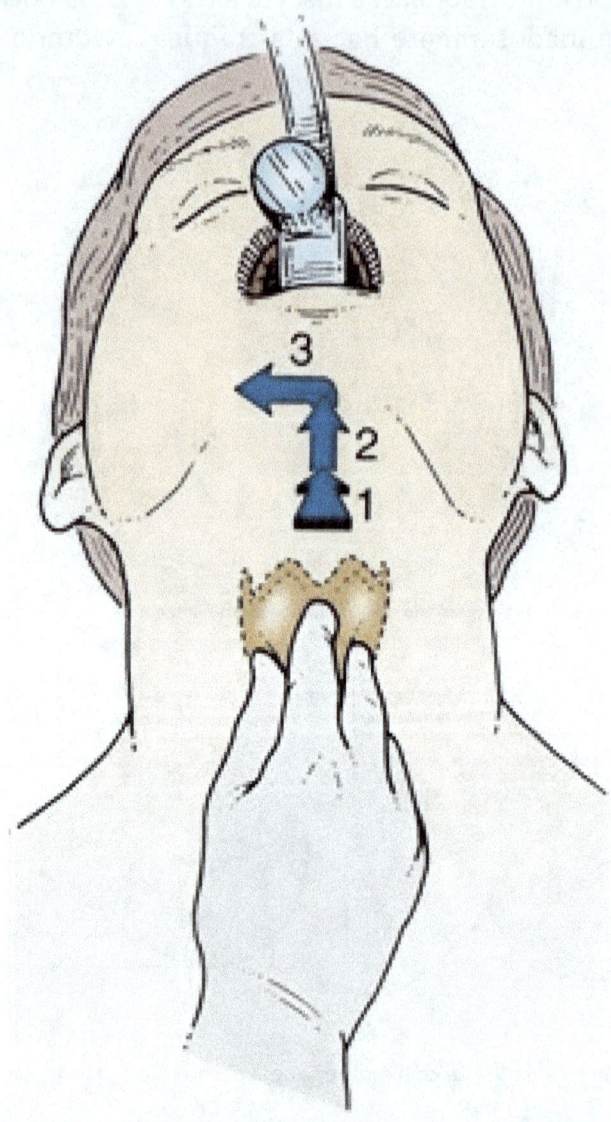

Figura 44. Maniobra de BURP. La laringe se presiona hacia atrás, hacia arriba y hacia la derecha (1,2 y 3 respectivamente) para mejorar la visión del operador.

Una vez introducido el tubo endotraqueal, se confirma

la correcta ubicación del mismo mediante métodos como la auscultación pulmonar, uso de dispositivos de detección de dióxido de carbono exhalado o radiografía de tórax.

Cuando el tubo endotraqueal se encuentra en la posición correcta, se fija en su lugar para evitar su desplazamiento.

Posteriormente, se conecta el tubo a un ventilador mecánico, que suministra oxígeno y ayuda a ventilar al paciente por periodos prolongados de tiempo.

f.- Métodos quirúrgicos: Los métodos quirúrgicos (transtraqueales) están indicados cuando, con los métodos mecánicos; no es posible asegurar una vía aérea efectiva o cuando existen condiciones patológicas en la vía aérea que impiden su canalización desde técnicas de abordaje superior.

En estos pacientes clasificados como "no intubables-no ventilables", la severidad del caso y las altas probabilidades de fallecimiento si no se asegura una vía aérea expedita; justifica la aplicación de un protocolo FONA (front of neck Access) en el cual se genera una comunicación directa entre la atmósfera y la tráquea por medio de estrategias "salvadoras de vida" que requieren tanto de habilidades como destrezas quirúrgicas y que deben ser realizadas por profesionales de la salud adecuadamente capacitados y dentro de ambientes hospitalarios controlados.

La intervención quirúrgica de la vía aérea generalmente está indicada cuando existe:

- Obstrucción de la laringe o faringe por cuerpo extraño.
- Edema (inflamación o hinchazón) laríngeo.
- Fractura de laringe.

El abordaje quirúrgico de la vía aérea requiere de procedimientos que involucrar incisiones, disección de tejidos y manipulación de estructuras anatómicas que pueden generar graves daños colaterales si no se realizan de manera apropiada. El objetivo principal de estos abordajes quirúrgicos es permitir un acceso seguro y adecuado a la vía aérea, pudiendo variar significativamente en términos de la técnica utilizada y la extensión de la intervención, dependiendo de la condición específica del paciente.

Punción percutánea de la tráquea.

De los métodos quirúrgicos, solamente la punción percutánea de la tráquea, es considerada como técnica de abordaje de la vía aérea en situación de emergencia y es la única aceptada para el personal prehospitalario ya que, respecto a las otras; casi no origina sangramiento, es de fácil realización y necesita de poco entrenamiento.

Su procedimiento consiste en insertar un trócar número 16 o de mayor calibre directamente en la luz de la tráquea, a través de la membrana cricotiroidea (entre los cartílagos tiroides y cricoides) o directamente a las paredes de la tráquea. El trócar se conecta a una jeringuilla y es insertado en ángulo de 45 grados con relación a la piel sobre la tráquea y se avanza en dirección a los pies del paciente (Figura 45).

MANEJO DE LA VÍA AÉREA EN SITUACIONES DE EMERGENCIA

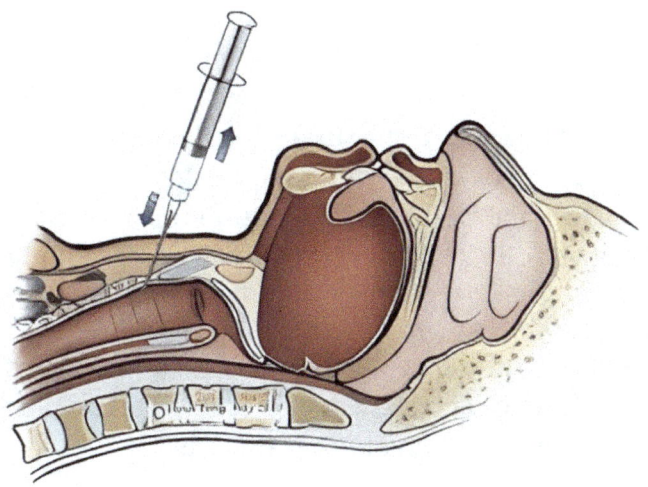

Figura 45. Técnica de punción percutánea de la tráquea.

Se debe mantener la aspiración constante en la jeringuilla para determinar, a través de la salida de aire; el momento en el que se ha alcanzado la vía aérea. Una vez en la luz traqueal, la aguja guía de metal es extraída y la vaina del trócar es conectada a una fuente de oxígeno. Con esta técnica se puede mantener una oxigenación aceptable, aunque por un tiempo limitado (entre 30-45 minutos).

VENTILACIONES DE RESCATE.

Si la víctima no tiene una ventilación espontánea o su respiración es deficiente, se debe proceder a garantizar la adecuada ventilación de manera supletoria (ventilaciones de rescate) una vez que se ha garantizado la permeabilidad de la vía aérea.

Existen diferentes técnicas que permiten la implementación de estás ventilaciones supletorias o de rescate. A continuación, se describen algunas de ellas:

- <u>Ventilación boca-boca</u>: es la maniobra más conocida para suplir una respiración deficiente o ausente, sin embargo; con el desarrollo de técnicas mucho más seguras contra la prevención de riesgos biológicos cada vez es menos usada y se reserva solo para casos en los cuales el reanimador considere que es pertinente asumir el riesgo de implementación de la misma (Figura 46).

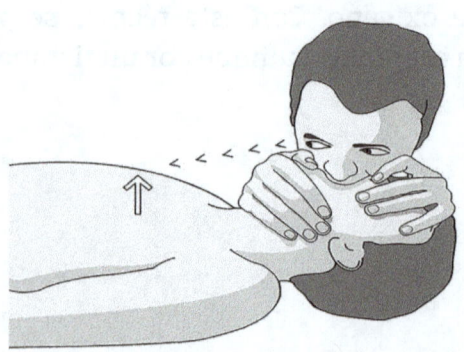

Figura 46. Técnica de ventilación boca a boca.

Para administrar respiraciones de rescate boca-boca se deben seguir los siguientes pasos:

• **Verificar la seguridad:** antes de acercarse a la persona inconsciente, debe asegurarse que el entorno sea seguro tanto para el reanimador como para la víctima. Si es necesario, se debe mover a la persona a un lugar seguro antes de comenzar.

- **Evaluar la respuesta:** se debe verificar si la persona está consciente o inconsciente. Para esto se puede intentar hablarle o sacudirle suavemente sus hombros para ver si responde.

- **Llamar a emergencias:** si la persona no responde y no está respirando normalmente, se debe llamar inmediatamente al servicio de emergencias o solicitar ayuda médica.

- **Abrir las vías respiratorias:** se debe colocar a la persona boca arriba en una superficie plana y firme inclinando suavemente su cabeza hacia atrás levantando su barbilla con una mano mientras se sostiene la frente con la otra mano. Esto ayudará a abrir las vías respiratorias.

Está extensión de la cabeza debe restringirse en personas con sospecha de lesiones en la columna cervical.

- **Realizar la respiración boca a boca:** con las vías respiratorias abiertas y garantizando una apertura de la cavidad oral del paciente, selle su boca alrededor de la boca de la persona y exhale lentamente hasta que el pecho de la persona se eleve (previamente se debe haber tomado una inspiración profunda).

Se debe hacer esto durante aproximadamente 1 segundo para administrar una respiración efectiva.

Si la ventilación es efectiva debe observarse una elevación fisiológica del pecho del paciente.

- **Observar la caída del pecho:** una vez administrada la ventilación se debe retirar la boca del paciente y permitir que el pecho de la persona caiga. Esto permitirá que el aire salga de los pulmones.

- **Repetir la respiración boca a boca:** realice un ciclo de respiración boca a boca aproximadamente cada 5 a 6 segundos. En la primera oportunidad se pueden dar dos ventilaciones de rescate y evaluar si la victima responde.

- **Comprobar signos de vida:** después de dos minutos (20 a 24 respiraciones aproximadamente), verifique si hay signos de vida, como movimiento, tos, respiración o presencia de pulso.

Si la persona comienza a respirar de manera normal, colóquela en una posición de recuperación (posición lateral de seguridad) y continúe monitoreándola hasta que llegue la ayuda médica (Figura 47).

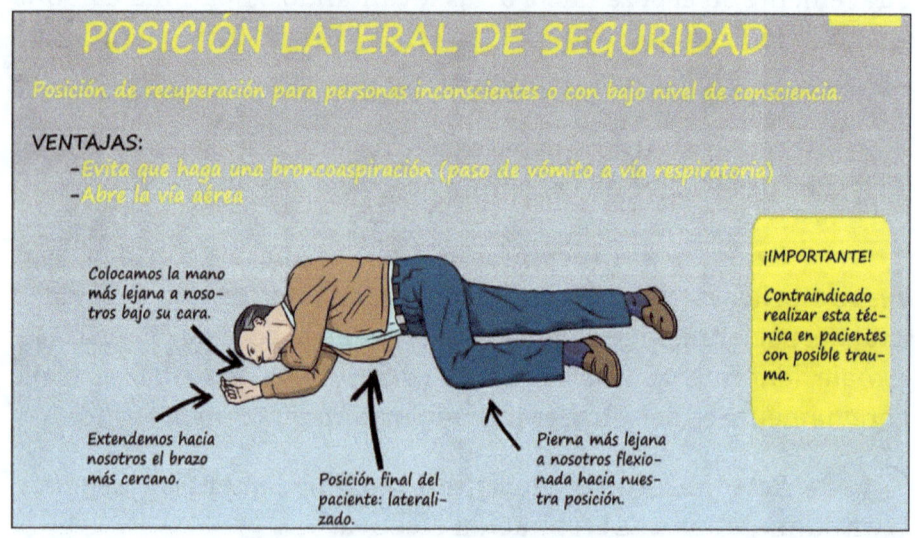

Figura 47. Posición lateral de seguridad.

- Ventilación boca-nariz: Esta maniobra es muy similar a la ventilación boca-boca. Es utilizada cuando existe imposibilidad de abrir la boca (trismo), ante la presencia de lesiones en la boca (trauma) o imposibilidad de sellar completamente la vía aérea por el método de boca-boca.

Al igual que la ventilación boca a boca esta técnica representa un riesgo biológico para el reanimador por lo cual su uso suele ser muy discrecional y solo debe ser reservado para situaciones plenamente justificadas (Figura 48).

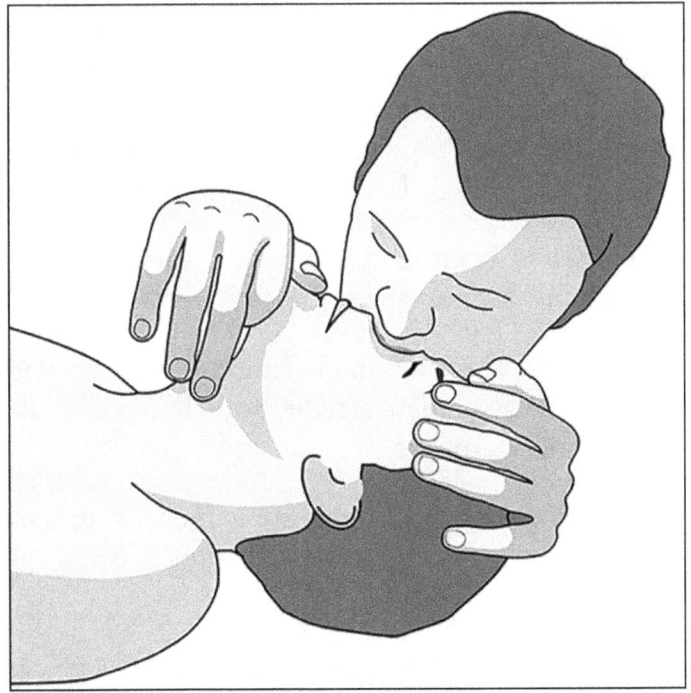

Figura 48. Técnica de ventilación boca-nariz.

Para su realización se deben tomar en cuenta los siguientes pasos:

• **Verificar la seguridad:** antes de acercarse a la persona inconsciente, garantice que el entorno sea seguro tanto para usted como para la víctima. Si es necesario, mueva a la persona a un lugar seguro antes de comenzar.

• **Evaluar la respuesta:** verifique si la persona está consciente o inconsciente. Puede intentar hablarle o sacudir suavemente sus hombros para ver si responde.

- **Llamar a emergencias:** si la persona no responde y no está respirando normalmente, llame inmediatamente al servicio de emergencias o solicite ayuda médica.

- **Abrir las vías respiratorias:** Coloque a la persona boca arriba en una superficie plana y firme. Incline suavemente su cabeza hacia atrás levantando su barbilla con una mano mientras sostiene la frente con la otra mano. Esto ayudará a abrir las vías respiratorias. Esta maniobra debe hacerse con precaución en personas con posibilidad de lesiones en la columna cervical.

- **Bloquear la boca:** con una mano, cierre suavemente la boca de la persona y asegúrese de que esté bien sellada.

- **Tomar una respiración profunda:** tome una respiración profunda y coloque sus labios alrededor de la nariz de la persona para sellarla herméticamente.

- **Exhalar suavemente:** sople suavemente por la nariz de la persona durante aproximadamente 1 segundo, observando si el pecho se eleva.

- **Observar la caída del pecho:** retire su boca y permita que el pecho de la persona caiga. Esto permitirá que el aire salga de los pulmones.

- **Repetir la respiración boca a nariz:** realice un ciclo de respiración boca a nariz aproximadamente cada 5 a 6 segundos. En la primera oportunidad se pueden dar dos ventilaciones de rescate y evaluar si la victima responde.

- **Comprobar signos de vida:** después de dos minutos (20 a 24 respiraciones aproximadamente), verifique si hay signos de vida, como movimiento, tos, respiración o presencia de pulso.

Si la persona comienza a respirar de manera normal,

colóquela en una posición de recuperación (posición lateral de seguridad) y continúe monitoreándola hasta que llegue la ayuda médica (Figura 47).

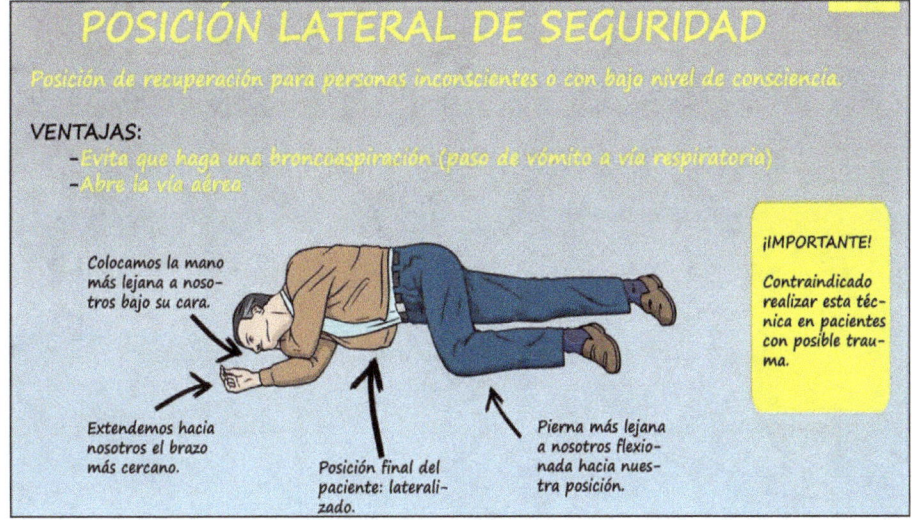

Figura 47. Posición lateral de seguridad.

- **Ventilación boca-mascarilla con válvula unidireccional:** este método consiste en administrar ventilaciones al paciente por medio de una máscara unida a una válvula unidireccional que limita la posibilidad de transmisión de secreciones entre el paciente y el reanimador (Figura 49).

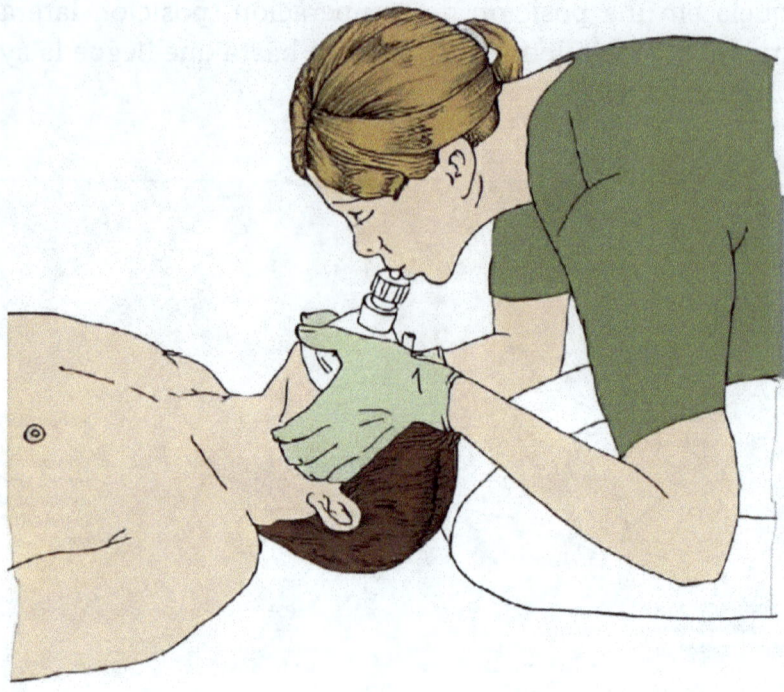

Figura 49. Técnica de ventilación boca-mascarilla con válvula unidireccional.

Dentro de las técnicas de ventilación asistida sin dispositivos adicionales, esta técnica es mucho más segura que la ventilación boca a boca o la ventilación boca-nariz ya que tanto la mascarilla como la válvula unidireccional limita la exposición del reanimador a las secreciones del paciente.

Para administrar la ventilación se pueden utilizar ambas manos para fijar la máscara sobre la cara del paciente y brindar respiraciones boca-máscara a través de la válvula unidireccional.

También se le puede conectar una fuente de oxígeno por un orificio lateral y si se da un flujo de oxígeno de 10 L por minuto se puede llegar a concentraciones de oxígeno hasta del 50 %.

- <u>Ventilación con bolsa autoinflable:</u> La bolsa autoinflable es un dispositivo compuesto por una válvula que permite la entrada y salida de aire en una sola dirección, una bolsa para la insuflación del aire y un reservorio con una toma de oxígeno (Figura 50).

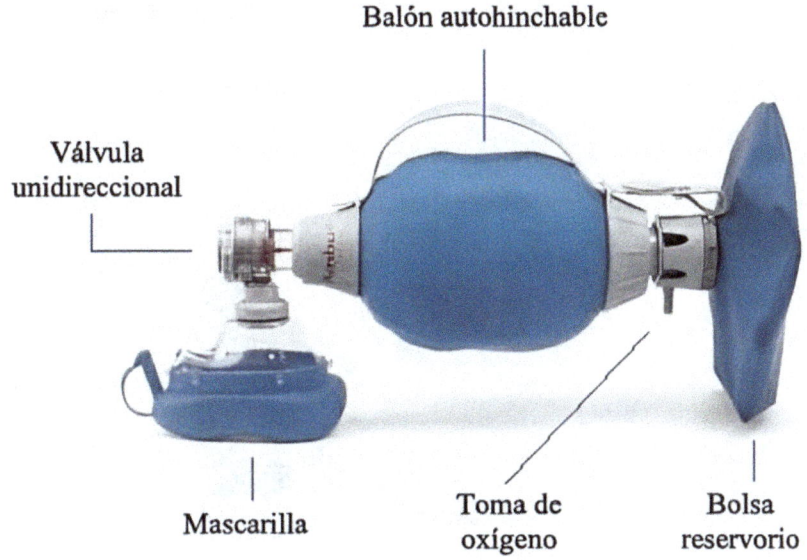

Figura 50. Balón autoinflable con máscara.

Existen de diferentes tamaños, tanto para adultos como para niños y lactantes. La bolsa puede conectarse a una máscara facial o un tubo endotraqueal.

Una vez permeabilizada la vía aérea (manual o con métodos instrumentales), se debe fijar la máscara al rostro del paciente con una mano de forma tal que durante la insuflación no haya escape de aire. Es muy importante usar el tamaño de máscara apropiado para la cara del paciente. Con el dedo 4to y 5to se debe comprimir la mandíbula a la máscara a la vez que eleva. Con el dedo 2do y 3ro se debe rodear la unión de la máscara a la bolsa y sostenerla. El primer dedo, comprime la parte cefálica de la máscara contra la parte superior de la nariz. La otra mano es usada para presionar la bolsa y administrar las insuflaciones, acorde a la frecuencia respiratoria definida.

Cuando la técnica se realiza de manera apropiada, los dedos índice y pulgar de una mano forman una "C" sobre la parte superior de la máscara mientras el resto forma una "E" sobre la parte más ancha de forma tal que comprimen el mentón sobre la misma y evitando la fuga de aire (Figura 51).

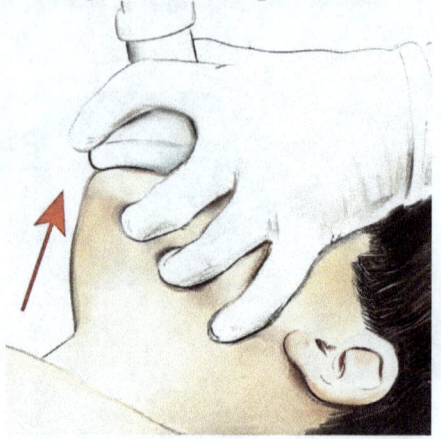

Figura 51. Técnica de aseguramiento de la máscara facial.

La otra mano se utiliza para presionar la bolsa autoinflable y administrar las ventilaciones al paciente (Figura 52). Esta técnica es la más segura de todas porque limita al mínimo la exposición del reanimador a las secreciones del paciente.

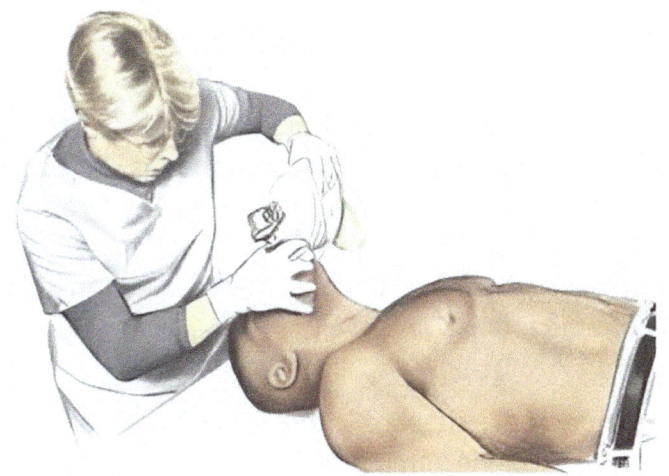

Figura 52. Técnica de ventilación bolsa mascarilla.

Cuando la víctima está en apnea, se debe administrar una ventilación cada 5 o 6 segundos.

Si la víctima tiene incursiones propias se debe sincronizar la compresión de la bolsa con su patrón respiratorio (la insuflación debe coincidir con el inicio de la respiración).

OBSTRUCCIÓN DE LA VÍA AÉREA.

Como se comentó al inicio, una de las posibles complicaciones respiratorias del paciente es la presencia de obstrucciones en la vía aérea. Cuando estas obstrucciones se encuentran en la vía respiratoria baja, las maniobras de exploración y barrido digital poco pueden ayudar en la extracción de los cuerpos extraños.

A continuación, se describirán les técnicas de elección para la desobstrucción de la vía aérea inferior en pacientes conscientes.

En el adulto, las causas más frecuentes de obstrucción de la vía respiratoria se asocian con el paso de alimentos sólidos a la vía aérea inferior. En los niños esta es también la principal causa, seguida de otros objetos como juguetes o monedas.

En cualquiera de los casos, la obstrucción puede ser:

Total: Considere una obstrucción total de la vía aérea ante cualquier persona que de repente no puede respirar, ni hablar, ni toser y se encuentra cianótica. El signo universal de asfixia en estos casos consiste en que el paciente se lleva las manos al cuello con una fascie de angustia marcada (Figura 53). Al no haber movimiento de aire el paciente es incapaz de emitir cualquier sonido y puede perder rápidamente el estado de conciencia.

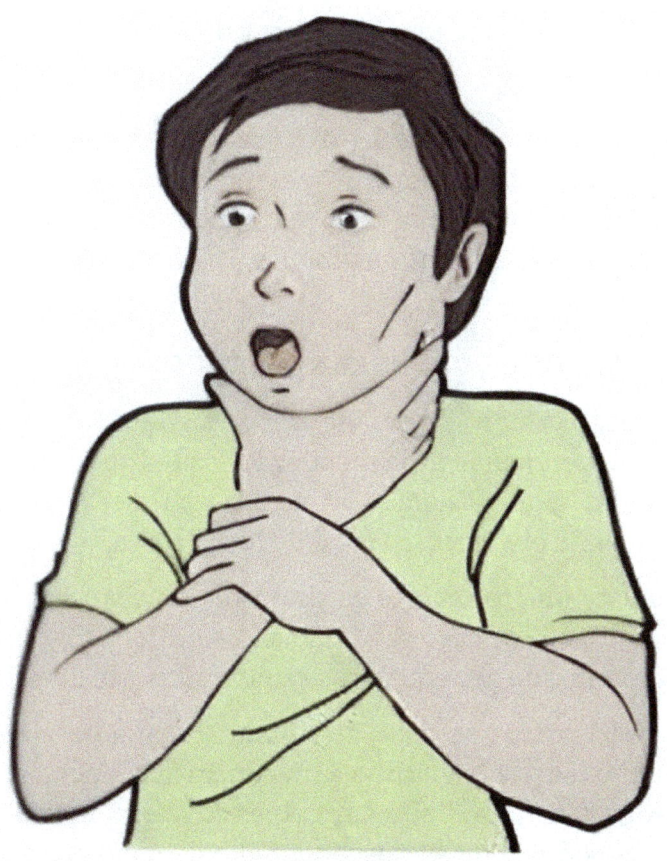

Figura 53. Signo universal de asfixia.

Parcial: En estos casos se produce dificultad para respirar, debilidad y ronquido prolongado durante el paso del aire por la zona obstruida (estridor) además de cianosis y depresión paradójica de los tejidos blandos del tórax durante la inspiración.

Debido a que la obstrucción no es total y existe alguna cantidad de aire que logra pasar durante la inspiración forzada, el paciente puede emitir algunos sonidos. Esta situación no representa una emergencia absoluta y no requiere de una intervención agresiva por parte del reanimador.

La mejor estrategia en estos casos es invitar al paciente a toser y llamar al sistema de emergencias para un traslado oportuno de la víctima a un centro de salud si es que la obstrucción no cede espontáneamente.

MANEJO DE LA VÍA AÉREA OBSTRUIDA.

La obstrucción de la vía aérea tiene dos variantes de manejo, en dependencia de la fortaleza de la tos que casi siempre la acompaña. De igual manera la situación suele ser más alarmante si se trata de una obstrucción total de la vía aérea.

Si existe una tos fuerte es sinónimo de obstrucción parcial de la vía aérea, en ese caso se anima a la víctima a seguir tosiendo y se evalúa el estado general para actuar en caso de deterioro.

En estos casos se debe alertar al sistema de emergencias local para trasladar a la víctima a un centro asistencial si es que la obstrucción no mejora. Evite dar golpes en la espalda del paciente ya que estos podrían hacer descender el objeto que obstruye la vía aérea convirtiendo la situación en una obstrucción total.

En caso de que la tos sea ineficiente o se trate de una obstrucción total de la vía aérea, se debe proceder con las maniobras que se describen a continuación:

- **Posiciónese detrás de la persona:** si la persona no puede toser, rodéela por su cintura desde atrás y coloque el puño de una de sus manos con el pulgar hacia adentro justo por encima del ombligo.

- **Realice compresiones abdominales:** agarre su puño con

la otra mano y aplique una presión rápida y hacia adentro en forma de compresión hacia el abdomen de la persona. Realice compresiones abdominales firmes y rápidas, intentando expulsar el objeto obstructor.

- **Continúe aplicando compresiones:** realice compresiones abdominales de manera intermitente hasta que el objeto sea expulsado o hasta que la persona reciba atención médica adecuada. Si la persona pierde el conocimiento, comience a realizar RCP (reanimación cardiopulmonar).

- **Busque atención médica:** asegúrese de que la persona reciba atención médica incluso si el objeto ha sido expulsado. Pueden existir lesiones o complicaciones adicionales que requieran evaluación y tratamiento.

La técnica descrita anteriormente se conoce como la maniobra de Heimlich (compresiones subdiafragmáticas) para víctimas conscientes (Figura 54).

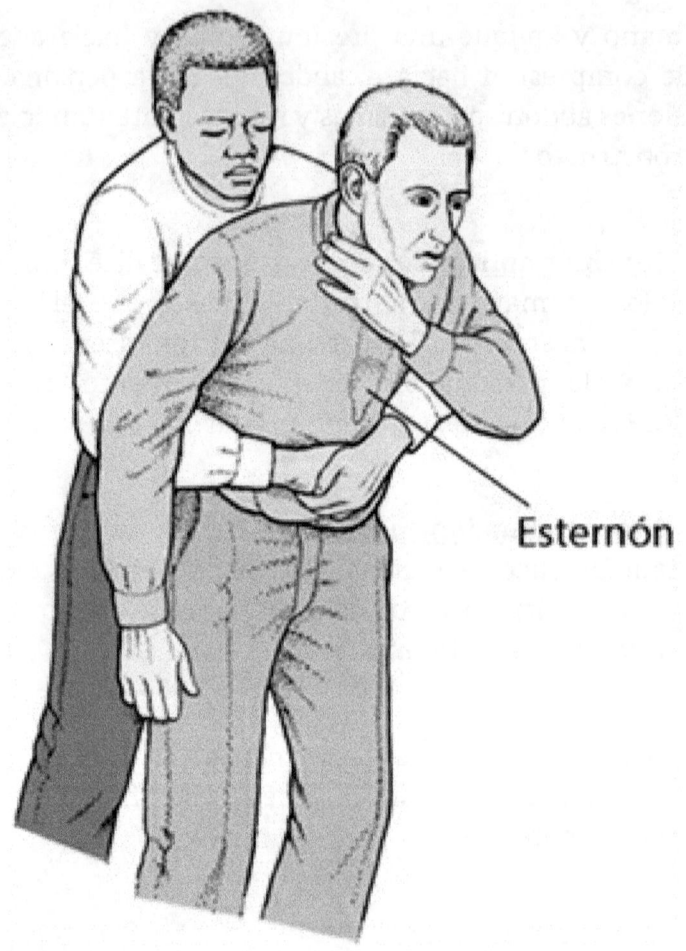

Figura 54. Maniobra de Heimlich.

El principio de las compresiones se basa en la elevación mecánica del diafragma, lo cual provoca una tos artificial, la maniobra se repite cuantas veces sea necesario hasta eliminar la obstrucción, es importante tener en cuenta algunas complicaciones, como la rotura o laceración de vísceras abdominales o torácicas, fundamentalmente cuando las maniobras no se realizan correctamente (las manos del rescatador no deben colocarse sobre el apéndice xifoides o en los bordes costales).

Si durante la realización de la maniobra de Heimlich, la persona pierde la conciencia; debe colocarse suavemente en el suelo, activar el sistema de emergencia y comenzar la reanimación cardiopulmonar (RCP).

Se deberá comenzar con compresiones toráxicas aún si se detecta pulso (los resultados son mejores con compresiones toráxicas, que con las abdominales). Durante la RCP, cada vez que se vaya a ventilar debe comprobarse la presencia de cuerpos extraños en la boca para intentar sacarlos.

La maniobra de barrido a ciegas no se recomienda excepto que se vea material sólido para retirarlo.

Si el paciente recupera la respiración colóquelo en posición lateral de seguridad, verifique la presencia de pulso y respiración cada dos minutos hasta la llegada del sistema de emergencia.

En la mujer gestante, la maniobra no se realiza de igual forma pues el útero grávido produce modificaciones en las relaciones anatómicas y se corre riesgo de lesionar al feto; por ello se utiliza la siguiente alternativa (Figura 55):

- Colóquese por detrás de la víctima.
- Rodee con las manos el tórax de la víctima.
- Cierre el puño de una mano y colóquelo con la parte del pulgar hacia adentro en un punto medio por encima del esternón, evitando el proceso xifoideo y el reborde costal.

• Agarre el puño con la otra mano y presione hacia arriba con movimientos rápidos y separados uno del otro.

• Las compresiones se repiten hasta la salida del cuerpo extraño o hasta que la paciente pierda la conciencia.

Esta técnica también puede ser utilizada en pacientes obesos en los que el volumen abdominal pudiese entorpecer la efectividad de las compresiones subdiafragmáticas.

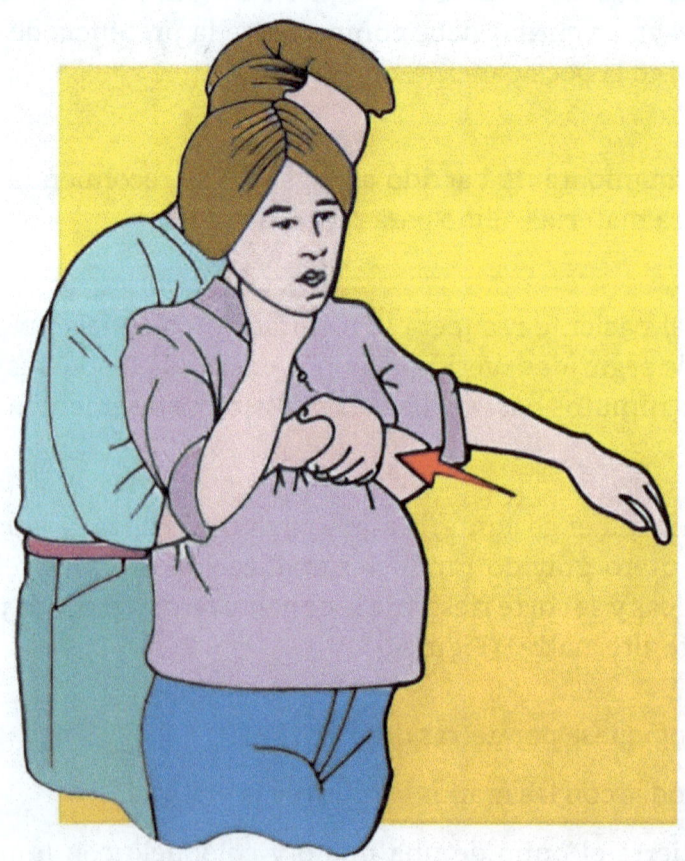

Figura 55. Maniobra de Heimlich en gestantes.

ESTRATEGIAS ORGANIZACIONALES Y TRABAJO EN EQUIPO PARA EL MANEJO APROPIADO DE LA VÍA AÉREA.

Más allá de los conocimientos, habilidades y destrezas para el manejo de la vía aérea; uno de los factores que contribuyen a incrementar las tasas de fracaso es la falta de preparación organizacional en los equipos de intervención.

El factor sorpresa y la desorganización genera en los equipos de trabajo situaciones de estrés adicional que pueden comprometer el éxito en el manejo efectivo de una vía aérea, sobretodo en situaciones complejas. A continuación, se describen algunas estrategias que se deben tomar en cuenta para mejorar la organización de los equipos de trabajo en sus funciones:

- *Capacitación:* la piedra angular de todo proceso es la capacitación. Los miembros de cada uno de los equipos de trabajo deben entender la importancia de la capacitación en el manejo adecuado de la vía aérea para poder mejorar su eficiencia en torno a las labores asistenciales en la materia. Es necesario que cada miembro de los equipos de intervención tenga claro los conceptos tanto anatómicos como fisiológicos relacionados con la función respiratoria para poder analizar el problema de manera apropiada y de esta manera establecer soluciones oportunas a cada caso.

De la misma manera se debe procurar la formación teórico-práctica en las diferentes técnicas y dispositivos disponibles para el manejo de la vía aérea en situaciones críticas. El fortalecimiento de la capacitación de los equipos asistenciales mejora significativamente la seguridad en el desempeño de sus funciones y mejores resultados en los procesos operativos.

- **Preparación:** Además del conocimiento teórico y práctico, los equipos de trabajo deben esforzarse en la adecuación de los materiales necesarios para el abordaje de una vía aérea en situaciones de emergencia. Basado en las características propias de cada lugar, los profesionales deben prever las mejores condiciones para el trabajo operativo en torno al manejo de una vía aérea por más sencilla que pueda parecer.

Estas estrategias de preparación deben incluir la disposición de ambientes apropiados, disposición de los diferentes equipos que se pudiesen necesitar en función de cada posibilidad, sistemas de monitoreo y control, carros especiales para la movilización de herramientas en cada grado de complejidad, entre otros.

- **Organización:** La organización hace referencia a la estructuración de los equipos de trabajo. La adecuada distribución de funciones en relación a las habilidades y destrezas de cada componente humano es una de las mejores estrategias para el abordaje sistemático de la vía aérea. Cuanto más difícil se avizore el panorama, más compleja y estructurada debe ser la organización de los equipos humanos que deberán hacer frente a tales situaciones.

- **Anticipación:** La adecuada anticipación de eventualidades durante el manejo de la vía aérea permite prever las estrategias para su control y manejo. Los equipos de trabajo deben establecer estrategias para identificar con anticipación aquellos pacientes con posibles requerimientos especializados para manejo de la vía aérea difícil o compleja.

- **Control de la situación:** Las estrategias descritas previamente, deben servir para controlar todos los posibles factores que pudiesen complicar el aseguramiento de la vía aérea en una situación de emergencia. Sin embargo, siempre se van a presentar situaciones que pueden entorpecer la planificación y el orden de ejecución de las acciones predispuestas. Ante tales circunstancias resulta fundamental que los equipos de trabajo posean la madurez necesaria para mantener el control de la situación y no entrar en pánico ante una vía aérea compleja. El adecuado control de las situaciones emergentes permitirá ofrecer al paciente las mejores alternativas para la solución de sus problemas de salud.

- Declarar la vía aérea difícil y solicitar ayuda de manera oportuna: Si todas las demás estrategias han fallado y pese a todas las previsiones la situación en torno al manejo de la vía aérea se ha salido de control, la mejor decisión que se puede tomar en beneficio del paciente es declarar oportunamente la vía aérea compleja y solicitar ayuda por parte de un equipo especializado. Insistir en el abordaje de una vía aérea compleja sin los recursos y la capacitación necesaria, puede repercutir en graves daños a la salud del paciente. Ante una vía aérea imposible de asegurar no dude en solicitar el apoyo respectivo.

- Retroalimentación: Sea cual haya sido el desenvolvimiento de su equipo en el manejo de la vía aérea, tómese el tiempo para retroalimentar la situación a través de la discusión en un segundo tiempo de los hechos que han acontecido. La retroalimentación le permitirá a usted y a su equipo de trabajo, entender las fortalezas y debilidades, así como las estrategias para un mejor desenvolvimiento futuro. Nunca menosprecie el beneficio de esta estrategia para el crecimiento asistencial de los elementos a su cargo.

BIBLIOGRAFÍA.

- 2023 International Consensus on Cardiopulmonary Resuscitation and Emergency Cardiovascular Care Science With Treatment Recommendations: Summary From the Basic Life Support; Advanced Life Support; Pediatric Life Support; Neonatal Life Support; Education, Implementation, and Teams; and First Aid Task Forces
- International Consensus on Cardiopulmonary Resuscitation and Emergency Cardiovascular Care Science With Treatment Recommendations (ILCOR) 2021.
- Resumen ejecutivo: European Resucitatión Council Guidelines 2021.
- Aspectos destacados de las guías de la American Heart Association de 2020 para RCP y ACE. American Heart Association. Guidelines CPR ECC 2020.
- AVAP, manual para proveedores. Edición española: American Heart Association 2020.
- Consenso latinoamericano de reanimación cardiopulmonar 2020. Federación Latinoamericana de Emergencia 2020.
- International Consensus on Cardiopulmonary Resuscitation and Emergency Cardiovascular Care Science With Treatment Recommendations (AHA) 2020.
- Manual para instructores. Soporte vital básico y avanzado para personal del equipo de salud. Edición española: American Heart Association 2020.

www.ingramcontent.com/pod-product-compliance
Lightning Source LLC
Chambersburg PA
CBHW070313230526
45470CB00002B/849